Chiropraktische Behandlung bei Kopf- und unteren Rückenschmerzen

Rainer Thiele

Chiropraktische Behandlung bei Kopf- und unteren Rückenschmerzen

Eine Untersuchung mittels randomisierten kontrollierten Studien

Mit einem Geleitwort von PD Dr. Paul Ackermann

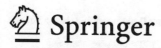 Springer

Rainer Thiele
München, Deutschland

Zugl.: Dissertation, Private Universität im Fürstentum Liechtenstein, 2018

ISBN 978-3-658-21910-9   ISBN 978-3-658-21911-6   (eBook)
https://doi.org/10.1007/978-3-658-21911-6

Die Deutsche Nationalbibliothek verzeichnet diese Publikation in der Deutschen National-
bibliografie; detaillierte bibliografische Daten sind im Internet über http://dnb.d-nb.de abrufbar.

Gedruckt auf säurefreiem und chlorfrei gebleichtem Papier

Springer ist ein Imprint der eingetragenen Gesellschaft Springer Fachmedien Wiesbaden GmbH
und ist ein Teil von Springer Nature
Die Anschrift der Gesellschaft ist: Abraham-Lincoln-Str. 46, 65189 Wiesbaden, Germany

Geleitwort

Chronische Schmerzen gehören weltweit zu den Volkskrankheiten. In Deutschland leiden mehr als ein Drittel der Bevölkerung an Rücken-, oder Kopfschmerzen. Etwa 70 % haben mindestens einmal im Jahr Rückenschmerzen und machen somit 15 % aller Arbeitsausfalltage aus.

Die Ursache der Rückenbeschwerden können in strukturelle und funktionelle Störungen unterteilt werden. Zu den strukturellen Störungen zählen degenerative Veränderungen wie z.B. Arthrose. Funktionelle Störungen gehen mit Fehlstellungen und Bewegungseinschränkung einher. 90% der Patienten leiden an funktionellen Störungen, wie unspezifischen Rückenschmerzen. Statistische Untersuchungen zeigen, dass weniger als 2 % der Patienten, welche Primärversorgungstermine wahrnehmen, keine ernsthaften strukturellen Veränderungen haben.

Auf funktionelle Störung deutet hin: Schmerzsymptomatik unter zwei Wochen, bewegungsunabhängige Rückenschmerzen, keine Schmerzausstrahlung distal des Knies und eine funktionell bedingte Beinlängendifferenz.

Evidenzbasierte Leitlinien zeigen, dass Manipulation und Mobilisation in Kombination mit Bewegungstherapie die besten Erfolge bei akuten und chronisch funktionellen Rückenschmerzen zeigen.

Die Forschung zu chronischen Rückenschmerzen liegt jedoch immer noch weit hinter dem manuellen klinischen Wissen. Deshalb freut es mich besonders, dass sich mein langjähriger Freund Rainer Thiele mit diesem Thema in seiner Doktorarbeit befasst hat.

Paul Ackermann

Danksagung

An dieser Stelle möchte ich mich bei all denen bedanken, die mir in der Zeit des Studiums und der Anfertigung der Doktorarbeit hilfreich zur Seite standen. Besonderer Dank meiner Familie, vor allem meiner Frau Ruth Thiele. Ohne mein Praxisteam, im besonderen Frau Nadine Krampf, welche den Praxisbetrieb aufrechterhielt und mir so die Freiräume während des Studiums in Liechtenstein ermöglichte, wäre es vom zeitlichen kaum möglich gewesen. Genauso möchte ich dem UFL Team für die stets freundliche und helfende Unterstützung während dieser drei Jahre danken. Frau Dr. Gant sowie Frau Müller, die sich stets zuverlässig und schnell allen anstehenden Problemen annahmen. Für die fachlich und menschlich hervorragende Betreuung, danke ich vor allem Herrn Univ.-Prof. Dr. Christoph H. Saely. Eine besondere Freude war es, dass sich mein langjähriger Dozent und Freund, PD Paul Ackermann, MD, Ph.D. für die außeruniversitäre Betreuung meiner Doktorarbeit bereiterklärte.

Rainer Thiele

Inhaltsverzeichnis

Tabellen- und Abbildungsverzeichnis

Abstrakt

Einleitung

Kopfschmerzen und untere Rückenschmerzen gehören weltweit zu den häufigsten Prävalenzen und verursachen bei den Betroffenen starke Schmerzen und Funktionseinschränkungen. Die Folge sind Lebensqualitätseinschränkungen sowie erheblichen staatlichen Gesundheitskosten, da Patienten verschiedene, teure Therapiearten in Anspruch nehmen. Schmerzmitteleinnahme und Arbeitsausfallzeiten sind Begleiterscheinungen. Die vorliegende Arbeit beschäftigt sich mit der Fragestellung: Ist Chiropraktik bei Kopf- und unteren Rückenschmerzen im Vergleich zu anderen Therapien eine klinische relevante, nachhaltige Behandlungsmethode und stellt somit eine Standardtherapie dar?

Methoden

Die Recherchen der Artikel zu dem Thema wurden in der Datenbank PubMed durchgeführt. In der Übersichtsarbeit wurden die Evidenzlevel der Studien mithilfe der PEDro-Skala ermittelt. Kerndaten der beteiligten Studien werden in Tabellenform zusammengetragen. Eine tabellarische Auswertung nach dem PICO-Modell folgt für die Studien mit der Evidenzklasse I. Untersuchte Endpunkte sind Kopfschmerzfrequenz, Kopfschmerzintensität und Medikamenteneinnahme. Beim Thema unterer Rückenschmerz werden Endpunkte wie Schmerz, funktionelle Einschränkung und Patientenzufriedenheit untersucht und die Ergebnisse der Interventions- und Kontrollgruppen miteinander verglichen.

Ergebnisse

Zum Thema Kopfschmerzen wurden 21 Ergebnisse ermittelt. Elf-mal zeigten chiropraktische Behandlungen beste Ergebnisse. Drei-mal lagen die Kombinationstherapien vorne, davon zweimal mit Chiropraktik und Physiotherapie sowie einmal Chiropraktik und Massagen. Drei-mal gab es beste Resultate durch Anwendung der Physiotherapie. Vier-mal zeigten die Ergebnisse keine Unterschiede beim Vergleich der Interventions- mit den Kontrollgruppen.

Zur chiropraktischen Behandlung bei unteren Rückenschmerzen gab es acht-mal die besten Ergebnisse durch Chiropraktik und einmal durch Physiotherapie.

Drei-mal konnten keine Unterschiede innerhalb der Gruppen festgestellt werden. Bei zwei Studien, in denen Chiropraktik mit Chiropraktik plus physikalische Behandlung verglichen wurde, gab es ebenfalls keine Ergebnisunterschiede. Alle Ergebnisse unterschieden sich in der Gesamtbetrachtung nur geringfügig voneinander.

Schlussfolgerung

Bei den Ergebnissen zeigen chiropraktische Behandlungen genauso wie andere Behandlungen beispielsweise, Physiotherapie oder auch Kombinationstherapien, wie Chiropraktik und Massagen, die deutlichsten Verbesserungen. Zum anderen zeigen rund ein Drittel der Ergebnisse keine Unterschiede zwischen chiropraktischer Behandlung und anderen Behandlungsmethoden. Die Ergebnisunterschiede zwischen Interventionsgruppen und Kontrollgruppen sind gering. Die untersuchten Studien wiesen methodische Schwächen auf. Die Ergebnisse der untersuchten Artikel weisen aus, dass Chiropraktik bei Kopf- und unteren Rückenschmerzen keine klinisch relevante, nachhaltige Behandlung und somit keine Standardtherapie darstellt.

Abstract

Introduction

Headaches and lower back pain constitute one of the world's most common prevalences and causes severe pain and functional limitations to those affected. This results in a reduction in quality of life as well as in a significant public health cost, as patients benefit from various expensive types of therapy. It is accompanied by taking painkillers and loss of working hours. This thesis deals with the question: Is chiropractic, in comparison to other therapies, a clinically relevant and sustainable treatment method for head and lower back pain, and thus representing a standard therapy?

Methods

The research for the articles on the topic was carried out in the PubMed database. In the overview, the evidence level of the studies was determined using the PEDro scale. Core data of the studies involved are summarized in table form. A tabular evaluation According to the Pico model follows for the studies with the evidence level I. Investigated endpoints are headache frequency, headache intensity and medication intake.

In the case of lower back pain, endpoints such as pain, functional restriction and patient satisfaction are examined, and the results of the intervention and control groups compared.

Results

21 results were found in the case of headache. Eleven times, chiropractic treatments showed best results. Three times the combination therapies were ahead, twice with chiropractic and physiotherapy, and once chiropractic and massages. Best results were obtained three times by using physiotherapy. Four times, the results showed no differences when comparing the intervention groups with the control groups. With chiropractic treatment for lower back pain, the best results were obtained eight times through chiropractic and once through physiotherapy.

Three times and no differences could be found within the groups. In two studies in which chiropractic was compared with chiropractic plus physical treatment, there were also no differences in results. In the general overview, all results differed only slightly from one another.

Conclusions

In the results, chiropractic treatments, as well as other treatments such as physiotherapy or even combination therapies, such as chiropractic and massages show the most significant improvements. On the other hand, about a third of the results show no differences between chiropractic treatment and other treatment methods. The differences in results between intervention groups and control groups are low. The studies examined showed methodological weaknesses. The results of the examined articles show that chiropractic treatment is not a clinically relevant and sustainable treatment for head and lower back pain, and therefore not a standard therapy.

1 Zusammenfassung

Promotionsthema

Chiropraktische Behandlung bei Kopf- und unteren Rückenschmerzen

1.1 Einleitung

Diese kumulative Dissertationsschrift beschäftigt sich mit der Fragestellung: Ist chiropraktische Behandlung[1] bei Kopfschmerzen und unteren Rückenschmerzen eine klinisch relevante, nachhaltige Behandlung und stellt somit eine Standardtherapie dar?

Hierfür wurden für beide Fragestellungen Artikel vorwiegend aus der Datenbank PubMed recherchiert. Die Recherche bezog sich auf randomisierte klinische Studien als auch auf systematische Übersichtsarbeiten.

Bei der systematischen Übersichtsarbeit zum Thema „chiropraktische Behandlung bei Kopfschmerzen" wurden Endpunkte wie Schmerzintensität, Schmerzfrequenz und Medikamenteneinnahme untersucht. Diese Arbeit wurde im Journal „Manuelle Medizin" vom Springer Verlag veröffentlicht.

Im Abstract zum Thema chiropraktische Behandlung und untere Rückenschmerzen waren es Endpunkte wie Schmerz, funktionelle Einschränkungen, Patientenzufriedenheit und Kosteneffektivität, die zur Auswertung verglichen wurden. Um den Fokus explizit auf die chiropraktische Behandlung zu legen, wurde durchgängig diese Therapieart bei den Interventionsgruppen berücksichtigt. Der Abstract wurde beim 16. Kongress für Versorgungsforschung in Berlin mittels eines Posters Vortrages präsentiert. Veröffentlicht im Portal „German Medical Science", dem interdisziplinären Portal der Arbeitsgemeinschaft der Wissenschaftlichen Medizinischen Fachgesellschaften (AWMF).

Chiropraktik ist eine Behandlungsform der manuellen Medizin, die auf Funktionsstörungen des Bewegungsapparates und des Nervensystems sowie die Auswirkungen dieser Störungen auf die allgemeine Gesundheit fokussiert. Chiro-

---

[1] Chiropraktische Behandlung auch in den Studien als Manipulationsbehandlung, manipulative Behandlung, Manipulativbehandlung, Manipulationstherapie, chiropractic Spinalmanipulation, Spinalmanipulation ausgewiesen

© Springer Fachmedien Wiesbaden GmbH, ein Teil von Springer Nature 2018
R. Thiele, *Chiropraktische Behandlung bei Kopf- und unteren Rückenschmerzen*, https://doi.org/10.1007/978-3-658-21911-6_1

praktik wird am häufigsten verwendet, um Schmerzsymptome in Verbindung mit dem Bewegungsapparat zu behandeln. Diese Schmerzen beschränken sich nicht nur auf Rückenschmerzen, Nackenschmerzen, Schmerzen in den Gelenken und Kopfschmerzen [1].

Kopfschmerzen gehören weltweit zu den häufigsten Erkrankungen. Klassifizierungen und Diagnosekriterien für die verschiedenen Formen der Kopfschmerzen sowie für Migräne sind von der International Headache Society (IHS) festgelegt [2]. Für die Betroffenen folgen daraus massive Beeinträchtigungen, die mit Einschränkungen der Lebensqualität einhergehen. Ebenso ergeben sich gravierenden Auswirkungen volkswirtschaftlicher und psychosozialer Art [3–5]. Weltweite Umfragen zur Epidemiologie des Kopfschmerzes ergaben Durchschnittswerte von 52 % bei Frauen und 37 % bei Männern. Von chronischen Kopfschmerzen sind 1,9 % der Männer und 4,95 % der Frauen betroffen [6]. Populationsbasierte Studien ergaben eine einjährige Prävalenzrate von 38,3 % für episodischen Spannungskopfschmerz und 2,2 % für chronischen Spannungskopfschmerz [7, 8]. In einer großen populationsbasierten epidemiologischen Studie des Deutschen Kopfschmerzkonsortiums mit 10.000 Teilnehmern wurde für die episodische Migräne eine Prävalenz von 12,5 % ermittelt. Von episodischem Spannungskopfschmerz waren 11,9 %, von chronischen Kopfschmerzen 2,6 % und von chronischer Migräne 1,1 % betroffen [9].

Derzeit werden bei Kopfschmerzen unterschiedlichste Therapien und Medikamente eingesetzt. Dazu gehören frei verkäufliche und verschreibungspflichtige Schmerzmittel, physikalische, kognitive und Entspannungstherapien als auch Akupunktur, Bioresonanzverfahren, Entgiftungen sowie Therapien aus der Traditionellen Chinesischen Medizin – mit unterschiedlichen Erfolgsquoten. Es folgen oft langwierige und damit kostenintensive medikamentöse Behandlungen [3, 5, 7, 10, 11]. Beim unteren Rückenschmerz ist die Datenlage ähnlich. Die Lebenszeitprävalenz wird auf 84 % geschätzt. Die durchschnittlichen Kosten für Prävention, Behandlung, Rehabilitation und Arbeitszeitausfall liegen beispielsweise in Amerika bei 13.015 US-Dollar pro qualitätsbereinigtem Lebensjahr. Untere Rückenschmerzen werden begleitet von einer gravierenden Einschränkung der Lebensqualität [12]. Die Behandlung kostet den USA jährlich geschätzte 33 Milliarden US-Dollar [13]. So werden neben der Medikamenteneinnahme zum Beispiel physikalische Modalitäten, Hitzetherapie, Ultraschall und elektrische Muskelstimulation (EMS) angewandt, die jedoch selten den gewünschten Erfolg zeigen [14]. Systematische Übersichtsarbeiten zeigten, dass chiropraktische Behandlungen bei unteren Rückenschmerzen, bezogen auf Schmerzlinderung und Funktionsverbesserung, eine wirksame Soforttherapie mit deutlichen Verbesserungen darstellen [12, 15 - 21].

1.2 Ergebnisse

Durch Literaturrecherchen in der Datenbank PubMed im August 2016 wurden zum Thema „Chiropraktische Behandlungen bei Kopfschmerzen" 219 englischsprachige Artikel gefunden. Hiervon enthielten 15 systematische Übersichtsarbeiten [22–32, 3, 7, 8, 11] und zwölf randomisierte klinische Studien [33–44] verwertbare Ergebnisse. Fünf dieser Studien [10, 11, 16, 25, 51] wurden bisher noch nicht in einer systematischen Übersichtsarbeit berücksichtigt (siehe Tabelle 1 im Anhang der systematischen Übersichtsarbeit). Insgesamt nahmen 1.015 randomisierte Teilnehmer an den Behandlungen dieser zwölf Studien teil.

Die einzelnen Studien wurden mithilfe der PEDro-Skala anhand elf verschiedener Kriterien in Form von Punkten bewertet [45]. Aufgrund dieser Bewertung ergab sich eine Einteilung der Studien in die Evidenzlevel I und II [46]. Alle zwölf Studien, unabhängig von der Evidenz, wurden tabellarisch ausgewertet. Folgende Angaben wurden in den Studien ermittelt:

- Diagnose,
- PEDro-Skalenpunkte,
- Evidenzlevel,
- Studienpopulation,
- Anzahl der Behandlungen,
- Endpunkte,
- ausgeschiedene Teilnehmer,
- Follow-up-Zeiten und
- Ergebnisse.

Daten zur Kopfschmerzdauer, Kopfschmerzintensität und Medikamenteneinnahme wurden als Endpunkte für den internen Vergleich der Studien ausgewählt und analysiert (siehe Tabelle 3 der systematischen Übersichtsarbeit).

Durch die Bewertung mithilfe der PEDro-Skala wurden neun Studien mit Evidenzlevel I ausgewiesen [34, 37 – 44]. Diese Auswahl von Studien wurde für die Auswertung nach dem PICO-Modell herangezogen und unter Berücksichtigung der gewählten Endpunkte analysiert (siehe Tabelle 4 im Anhang der systematischen Übersichtsarbeit).

Acht Studien untersuchten die **Kopfschmerzfrequenz** als Endpunkt. Zwei Studien [37, 44] erzielten mit Kombinationstherapien – also Chiropraktik, begleitet von Massagen [44], und Chiropraktik, begleitet von Physiotherapie[2] [37] – bessere Ergebnisse als mit der alleinigen chiropraktischen Behandlung, wobei bei einer Studie [44] zwei Kombinationstherapien miteinander verglichen wurden: Chiropraktik und Massage mit Chiropraktik und Selbst-Akupressur-Kissen. Hier erwies sich die Erste der beiden Kombination als die erfolgreichere. In der Jull-Studie [41] hat die Gruppe „Therapeutische Übungen" die besten Ergebnisse erzielt. In vier Studien [39, 40, 42, 43] erzielte die Anwendung der chiropraktischen Behandlung die besten Ergebnisse. Keinen Unterschied von Chiropraktik zu Weichteilgewebsbehandlungen mit Placebo-Laser wies die Studie von Bove und Nilsson [34] aus.

Acht Studien untersuchten die **Kopfschmerzintensität** als Endpunkt. Eine Studie zeigte weitreichendste Verbesserungen bei der Reduzierung der Kopfschmerzintensität durch Physiotherapie [37]. Eine weitere erreichte dies durch eine Kombinationstherapie aus Chiropraktik und manueller Behandlung [41]. Zwei Studien [34, 43] zeigten keine wesentlichen Unterschiede der Ergebnisse zwischen der Interventions- und Kontrollgruppe. In drei Studien [39, 40, 42] wurden bei der Manipulationstherapie signifikante Verbesserungen bei der Reduzierung der Kopfschmerzintensität festgestellt. Haas et al. [38] untersuchten ausschließlich die Zahl der chiropraktischen Behandlungen pro Woche ohne Kontrollgruppe. Diese Studie wurde bei den Ergebnissen nicht eingerechnet. Bestes Ergebnis wies Gruppe 2 mit drei Behandlungen pro Woche aus.

Fünf Studien untersuchten die **Medikamentenreduktion** als Endpunkt. In vier Studien [40 – 43] wurden Schmerzmittel durch chiropraktische Behandlungen gesenkt. Gleiche Erfolge hatte die Physiotherapie in der Studie von Jull et al. [41]. Kaum Unterschiede zwischen Interventions- und Kontrollgruppe lagen in der Studie Bove und Nilsson vor [34].

21 Ergebnisse wurden im Vergleich zwischen Interventions- und Kontrollgruppen zu den Endpunkten ermittelt: jeweils acht Studien in Bezug auf Kopf-

---

2   Therapeutische Übungen, physikalische Therapie, physikalische Übungen werden in der jeweiligen Zusammenfassung mit Physiotherapie bezeichnet.

schmerzfrequenz, sieben Studien zur Kopfschmerzintensität sowie sechs Ergebnisse zur Medikamentenreduktion. (siehe Abbildung 1)

Die chiropraktische Behandlung zeigte 11-mal die weitreichendsten Verbesserungen der Endpunkte. Drei-mal wiesen physikalische Therapien und dreimal Kombinationstherapien die besten Ergebnisse aus. Vier-mal gab es keine Unterschiede bei den Ergebnissen.

Zum Thema „Chiropraktische Behandlungen bei unteren Rückenschmerzen" wurde im Februar 2017 erneut in der Datenbank PubMed recherchiert. Es wurden 131 englischsprachige Artikel ausgewählt. 14 davon [12–21, 47–50] waren randomisierte klinische Studien mit verwertbaren Ergebnissen. Darüber hinaus wurden drei neuere systematische Übersichtsarbeiten [51–53] zum Ergebnisvergleich herangezogen. Es nahmen 4.578 randomisierte Probanden teil. Zur Bewertung wurden die Endpunkte Schmerz, funktionelle Einschränkungen, Patientenzufriedenheit und Kosteneffektivität bei verschiedenen Behandlungen verglichen. Für die Bewertung wurden Interventionsgruppen mit Kontrollgruppen verglichen.

Acht Studien [12, 15–21] wiesen durch chiropraktische Behandlungen die besseren Therapieerfolge aus. Bei drei Studien [47, 49, 50] konnten im Therapievergleich keine Unterschiede zwischen Chiropraktik und Physiotherapie gefunden werden, wobei sich die Endpunkte deutlich verbesserten. In lediglich einer Studie [13] erzielte Physiotherapie die besseren Ergebnisse. Keinerlei Therapieunterschiede zeigten auch die Studien von Haas et al. [48] und Hurwitz et al. [14], in denen „Chiropraktik" mit „Chiropraktik plus Physiotherapie" miteinander verglichen wurden. Die zu betrachtenden Endpunkte wurden hier ebenfalls deutlich verbessert.

Zusammenfassend kann festgestellt werden, dass von 14 Studien zum Thema, acht Verbesserungen durch chiropraktische Behandlung belegen. Zwei Studien verglichen Chiropraktik mit „Chiropraktik plus Physiotherapie" ohne dass bei den verbesserten Ergebnissen Unterschiede zu erkennen waren. Dreimal lieferte die Chiropraktik verglichen mit der Physiotherapie gleich gute Ergebnisse und in einer Studie erzielte die Physiotherapie beste Ergebnisverbesserungen. Die jeweiligen Unterschiede zwischen den optimalen Ergebnissen und denen der Vergleichsgruppen waren in beiden Arbeiten zum Thema nur marginal (siehe Abbildungen 2).

1.3 Diskussion

Die Studien zeigen mehrheitliche Verbesserungen bei den untersuchten Endpunkten durch Chiropraktik sowie bei Kombinationstherapien wie Chiropraktik
plus Massagen und Chiropraktik plus Physiotherapie sowie bei alleiniger Anwendung von Physiotherapie. Neun Ergebnisse von 35 ausgewerteten zeigen
keine Unterschiede bei den erreichten Ergebnissen zwischen Interventionsgruppen und Kontrollgruppen. Dies entspricht einem Wert von 26 %. Die chiropraktische Behandlung zeigte bei Medikamentenreduktion in vier und in einer Studie
durch Physiotherapie beste Ergebnisse. (siehe Abbildung 3)

Beispielsweise beim Thema „untere Rückenschmerzen" weist die chiropraktische Behandlung die, quantitativ deutlich, besseren Ergebnisse aus. Allerdings
müssen auch hier Kombinationstherapien berücksichtigt werden. Eine Studie
weist für die Physiotherapie beste Ergebnisse aus. Es wird deutlich, dass es bei
den analysierten Werten zum Thema keinen wesentlichen Unterschied bei den
Ergebnissen im Vergleich Chiropraktik mit Physiotherapie oder auch anderen
Therapien gibt.

Frühere Übersichtsarbeiten [7, 16, 28, 37, 51–53] zum Thema, Kopf- und unterer
Rückenschmerz, kommen zu ähnlichen Schlussfolgerungen. Der Unterschied zu
anderen Übersichtsarbeiten beispielsweise zum Thema Kopfschmerzen besteht
darin, dass fünf neuere Übersichtsarbeiten, die bisher noch nicht ausgewertet
wurden, Berücksichtigung fanden [3, 35, 37, 39, 44]. In Interventionsgruppen
wurden nur chiropraktische Behandlungen bewertet. Ältere Übersichtsarbeiten
untersuchten in den Interventionsgruppen auch Therapien wie Massage oder
Bewegungsübungen und Dehnungen der Muskulatur [8, 23–26, 28].

Die Studie von Jull et al. [41] zeigt deutlich sehr gute Ergebnisse bei der Anwendung von Physiotherapie und verdeutlicht, dass die manuellen Techniken bei
Kopfschmerzen zu sehr guten Ergebnissen führen können. Alle drei zu betrachtenden Endpunkte Kopfschmerzfrequenz, Kopfschmerzintensität und Medikamenteneinnahme hatten die weitreichendsten Ergebnisverbesserungen. Zu einem
ähnlichen Ergebnis kam die Übersichtsarbeit von Gross et al. [53] aus dem Jahr
2015, welche zwar Kopfschmerz nicht ausschließlich bewertete, dennoch trotz
mäßiger Qualität der ausgewerteten Studien eine gewisse Überlegenheit der
manuellen Techniken, wie Manipulation und Mobilisierung über andere Methoden wie Massagen und Eigenübungen ausmachte.

Die Teilnehmerzahlen an den Studien, wenn auch bei der Symptomatik untere Rückenschmerzen deutlich höher, waren im Verhältnis gering. Die meisten Teilnehmer und Therapeuten in den Interventionsgruppen konnten nicht verblindet werden. Placebo-Behandlungen sind bei manuellen Therapien schwierig darzustellen. Bei beiden Arbeiten wurden Surrogat-Endpunkte untersucht. Für einen Nachweis der klinischen Relevanz sind primäre Endpunkte wie Remission und Rezidive von großer Bedeutung. Die Follow-up-Zeiten waren mit durchschnittlich zwölf Wochen gering. Eine Ausnahme machte auch hier die Studie von Jull et al. [41] mit zwölf Monaten beim Kopfschmerzthema. Durch Einnahme von Schmerzmitteln parallel zur Behandlung, ergaben sich Performance Bias[3], d. h. keine Ergebnisse, die ausnahmslos aus den Behandlungen resultierten. Bei den Eingangsuntersuchungen sollten chiropraktisch-ursächliche Untersuchungen, wie beispielsweise zum Beckenschiefstand durchgeführt werden. Durch Mitbehandlung dieser Fehlstellungen erhalten die erreichten Verbesserungen Nachhaltigkeit und primäre Endpunkte wie Remission können erreicht werden.

Die Arbeiten sind auf dem neuesten wissenschaftlichen Stand, da die zeitlich aktuellsten Artikel zum Thema recherchiert wurden. Chiropraktik zeigt in der Mehrzahl der Ergebnisse beste Resultate zur Verbesserung der Endpunkte.

Chiropraktik ist eine wirksame Therapieform bei der Anwendung von Kopf- und unteren Rückenschmerzen. Meist werden die Schmerzen von ossären Fehlstellungen und den damit verbundenen Muskelschmerzen ausgelöst. Durch fachgerechte, zielgerichtete Justierungen lassen sich diese sehr schnell lindern.

Mit methodisch verbesserten Studien zum Thema wäre eine erneute Analyse der Fragestellung durchaus sinnvoll. Die Ergebnisse der Arbeit zeigen, dass aufgrund der recherchierten, analysierten Studien die chiropraktische Behandlung bei Kopfschmerzen und unteren Rückenschmerzen keine klinisch relevante, nachhaltige Behandlung und somit keine Standardtherapie darstellt.

---

3   Verzerrung der Ergebnisse durch unterschiedliche Behandlungen

2 Summary

Promotion Topic

Chiropractic Treatment of Headaches and Lower Back Pain

2.1 Introduction

This cumulative dissertation paper deals with the following question: is chiropractic[4] for headaches and lower back pain a clinically-relevant, sustainable treatment and, therefore, a standard therapy?

This is why a search for the prevailing article from the PubMed database was performed. The search covered randomised clinical studies and systematic reviews.

The intensity of the pain, the frequency of the pain and the use of medication were used as the endpoints for the systematic review of chiropractic for headaches. This work was published in the Manual Medicine Journal by Springer Publishing.

End points such as pain, functional constraints, patient satisfaction and cost effectiveness were compared for the assessment in the abstract on chiropractic treatment and Lower Back Pain. This type of therapy was consistently followed in the intervention groups in order to focus explicitly on chiropractic. The abstract was presented on a poster at the 16th Congress for Patient-Care Research in Berlin. It was published on the German Medical Science portal and the interdisciplinary portal of the Germany Association of Scientific Medical Societies (*Arbeitsgemeinschaft der Wissenschaftlichen Medizinischen Fachgesellschaften* - AWMF).

Chiropractic is a treatment form of manual medicine that focuses on functional disorders of the musculoskeletal system and the nervous system, as well as the effects that these disorders have on the patient's general health. Chiropractic is used to treat symptoms of pain in the musculoskeletal system, in most cases.

---

4   Chiropractic is also referred to in the studies as manipulation treatment, manipulative treatment, manipulation therapy, chiropractic spinal manipulation and spinal manipulation.

© Springer Fachmedien Wiesbaden GmbH, ein Teil von Springer Nature 2018
R. Thiele, *Chiropraktische Behandlung bei Kopf- und unteren Rückenschmerzen*, https://doi.org/10.1007/978-3-658-21911-6_2

These pains are not limited to back pain, neck pain, joint pain and headaches alone [1].

Headaches are the most common disorder in the world. The International Headache Society (IHS) has provided a classification and diagnosis of various forms of headaches and migraines [2].

Those affected suffer massive adverse effects that impair their quality of life. They also have severe economic and psychosocial consequences [3-5]. Worldwide epidemiological surveys of headaches disclosed an average value of 52% in women and 37% in men. 1.9% of men and 4.95% of women experience chronic headaches [6]. Population-based studies [7, 8] show a one-year prevalence rate of 38.3% for episodic tension headaches and 2.2% for chronic tension headaches. A large population-based epidemiological study with 10,000 subjects, carried out by the German Headache Consortium, disclosed a 12.5% prevalence for episodic migraines. 11.9% of subjects were affected by episodic tension headaches, 2.6% by chronic headaches and 1.1% by chronic migraines [9].

Headaches are currently treated with various therapies and types of medication. These include over-the-counter and prescription pain relievers, physical, cognitive and relaxation therapies and acupuncture, bio resonance methods, detoxification procedures and traditional Chinese medicine. Success rates vary. Prolonged and cost-intensive courses of medication are implemented in many cases [3, 5, 7, 10 and 11]. The data for lower back pain is similar. The lifetime prevalence was estimated at 84%. In America, for example, the average cost of prevention, treatment, rehabilitation and sick leave stands at $13,015 per quality-adjusted year of life. Lower back pain leads to severe reduction in the subject's quality of life [12]. Treatment costs the USA approximately 33 Billion US Dollars a year [13]. Therefore, physical methods, heat therapy, ultrasound therapy and electrical muscle stimulation (EMS) are used alongside medication; however, the desired success is rare [14]. Systematic review papers show that chiropractic is an effective immediate therapy for lower back pain, which provides significant improvement in terms of the alleviation of pain and improvement in function [12 and 15-21]. Today, there is no standard treatment that provides persistent improvement or relief from either of these symptoms.

2.2 Results

A literature search of the PubMed database for "Chiropractic for headaches" in August 2016 provided 219 articles in English. Of these, 15 systematic review papers [22-32, 3, 7, 8, 11] and 12 randomised clinical studies [33-44] produced usable results. Five of these studies [10, 11, 16, 25, and 51] had not been used in a systematic review (see Table 1 in the appendix to the systematic review). A total of 1,015 randomised participants took part in the treatments for these 12 studies.

The individual studies were assessed on 11 criteria and assigned a score using the PEDro scale [45]. The studies were divided into evidence levels, I and II, based on this assessment [46]. All 12 studies were analysed in table format, independent of the evidence level. The following data was determined:

- Diagnosis,
- PEDro-Scale Score,
- Evidence Level
- Study Population,
- Number of Treatments,
- End Points
- Participants Rejected,
- Follow-up times and
- Results.

Data on the duration and intensity of the headaches and medication taken was chosen and analysed as the end point for the internal comparison of the studies (see Table 3 of the systematic review).

Nine Evidence Level I studies were identified via the assessment using the PEDro Scale [34, 37 – 44]. This group of studies was processed using the PICO model and analysed using the endpoints chosen (see Table 4 in the appendix to the systematic review). Eight studies examined the **frequency of headaches** as an end point. The results achieved with combination therapies in two studies [37, 44] – chiropractic combined with massage [44] and chiropractic combined with physiotherapy[5] [37] – were better than those obtained with chiropractic on its own and two combination therapies were compared in one of these studies [44]

---

5   Therapeutic exercises, physical therapy and physical exercises were identified in the respective
     summary for physiotherapy.

this means chiropractic combined with massage and chiropractic and acupressure pillows. The first combination proved to be more successful. The therapeutic exercises group in the Jull study [41] achieved the best results. Chiropractic achieved the best results in four studies [39, 40, 42, and 43]. The Bove and Nilsson study [34] showed that there was no difference between soft tissue chiropractic treatments and placebo-laser treatments.

Eight studies examined **intensity of headaches** as an end point. One study showed major improvement for the reduction in the intensity of headaches via physiotherapy [37]. Another one achieved the same thing via a combination therapy of chiropractic and manual treatment [41]. Two Studies [34, 43] did not show any significant difference between the results for the treatment group and the control group. In three studies [39, 40 and 42] significant improvement was obtained on manipulation therapy via the reduction of the intensity of the headache. Haas et al. [38] exclusively investigated the number of chiropractic treatments per week, without a control group. These studies were not counted in the results. Group 2 showed the best result with three treatments per week. Five studies examined the **reduction of medication** as an end point. The use of pain relievers was reduced via chiropractic in four studies [40–43]. Physiotherapy had similar success in the Jull et al. study [41]. No difference between the treatment group and control group was seen in the Bove and Nilsson study [34].

21 results were determined by comparing the treatment and control groups with the following end points: eight studies on the frequency of headaches, seven studies on the intensity of headaches and six studies on the reduction of medication. Chiropractic showed the greatest improvement of the end point eleven times. Physical therapies gave the best results three times and combination therapies gave the best results three times. There was no effect on the results four times. (see Figure 1)

The PubMed database was searched again in February 2017 on the topic of "Chiropractic for lower back pain". 131 articles in English were chosen. 14 of these [12–21 and 47–50] were randomised clinical studies with usable results. Three new systematic reviews [51–53] were returned for the comparison of results. These comprised 4,578 randomised subjects. The end points of pain, functional constraints, patient satisfaction and cost effectiveness of the different treatments compared were assessed. Intervention groups were compared with the control groups for the assessment. Eight studies [12, 15–21] showed that chiropractic improve the therapeutic success. No difference between chiropractic and physiotherapy was found on comparison of the therapies in three Studies in which the end point clearly improved [47, 49, and 50]. Physiotherapy obtained better results in only one study [13]. No therapeutic differences whatsoever were disclosed by the Haas et al. [48] and Hurwitz et al. [14] studies, in which chiropractic was compared with chiropractic in combination with physiotherapy. The end points considered in these cases were also clearly improved.

In short, it can be said that 8 out of 14 studies on the matter substantiate improvement via chiropractic. Two studies compared chiropractic with chiropractic combined with physiotherapy, without distinguishing any differences between the improved results. Chiropractic provided the same good results when compared with physiotherapy three times and physiotherapy produced the best improvement in results in one study. The respective differences between the optimal results and those of the comparison groups were only marginal in both papers on the subject. (see Figure 2)

2.3 Discussion

The studies, for the most part, show improvement of the investigated end points on chiropractic and on the use of combination therapies such as chiropractic combined with massage and chiropractic combined with physiotherapy and also on the use of physiotherapy on its own. Nine of 35 results evaluated did not show any differences for the results obtained between the intervention group and the control group. This corresponds to a value of 26%. Chiropractic produced the best results for the reduction in medication in four studies and physiotherapy produced the best results in one study. (see Figure 3) On the topic of "lower back pain" for example, chiropractic clearly shows the best results in terms of quantity. Combination therapies must, however, also be considered here. One study showed the best results were provided by physiotherapy. It is becoming clear, that the analysed values on the topic do not provide any substantial difference for the results when comparing chiropractic with physiotherapy or other therapies. Previous subject reviews [7, 16, 28, 37, 51–53] for headaches and lower back pain came to similar conclusions.

The difference with the other reviews for example headaches is that five new reviews that were not previously evaluated have been found [3, 35, 37, 39, and 44]. Only chiropractic treatments were assessed in the intervention group. Older reviews in the intervention group also investigated therapies such as massage or gymnastic exercises and skeleto-muscular lengthening [8, 23–26, 28]. The Jull et al. study [41] clearly shows very good results on the use of physiotherapy and illustrates that manual techniques can lead to very good results for headaches. All three end points considered, headache frequency, headache intensity and taking of medication showed extensive improvement in results. The 2015 Gross et al. review [53] which, in fact, did not only assess headaches, came to a similar conclusion, despite the moderate quality of the studies evaluated and accounted for a certain pre-eminence of the manual techniques, such as manipulation and mobilisation over the other methods, such as massage and independent exercises.

The number of participants in the studies was relatively low, although the number of participants in the studies for lower back pain was significantly higher. Most participants and therapists in the intervention group could not be blinded. It is hard to implement placebo-treatments for manual therapies. Both works were examined with surrogate endpoints. The primary endpoints of remission and recurrent are of major significance for proof of clinical relevance. The Follow-up times, 12 weeks on average, were negligible. One exception was made here by the Jull et al. study [41], with a twelve-month follow-up time for headaches. The taking of pain relievers at the same time as receiving treatment produced a Performance Bias[6], that is to say, without exception, that no results were produced only by the treatments. In the initial investigations chiropractic investigations, such as pelvic obliquity, should be carried out. By taking care of these shortcomings, the improvements achieved are sustained and primary endpoints such as remission can be achieved.

The papers are from the most recent scientific state of the art, because a search for the most up-to-date article on the topic was performed.

Chiropractic showed the best results for the number-based improvement of the end points. Chiropractic is an effective form of therapy for headaches and lower back pain. In most cases the pain is caused by vertebral blockades and associated muscle pain. This can be palliated via professional, target-oriented, adjustment. Given the methodically improved studies on the topic, a repeat analysis of the question was completely reasonable. The results of the research show that based on the studies found and analysed, chiropractic had no sustainable, clinically relevant results for headaches and lower back pain and therefore is not a standard therapy.

---

6   Distortion of the results via different treatments

3 Übersicht zu den Manuskripten

3.1 Systematische Übersichtsarbeit „Chiropraktische Behandlung bei Kopfschmerzen"

Veröffentlicht im Journal „Manuelle Medizin" Springer Medizin Verlag[7]

Zielsetzung der Zeitschrift

Manuelle Medizin richtet sich an Orthopäden/Unfallchirurgen, Allgemeinmediziner, Rheumatologen, Internisten und Traumatologen, sowie an Krankengymnasten und Physiotherapeuten in Klinik und Praxis.

Die Zeitschrift fördert durch den interdisziplinären Ansatz die wissenschaftliche, praktische und berufsständische Entwicklung der manuellen Medizin.

Praxisorientierte Übersichtsarbeiten greifen ausgewählte Themen auf und bieten dem Leser eine Zusammenstellung aktueller Erkenntnisse aus allen Bereichen der manuellen und osteopathischen Medizin.

Daneben werden relevante Fragestellungen der Kieferorthopädie und Zahnheilkunde aufgegriffen. Neben der Vermittlung von relevantem Hintergrundwissen liegt der Schwerpunkt dabei auf der Bewertung wissenschaftlicher Ergebnisse unter Berücksichtigung praktischer Erfahrung – der Leser erhält konkrete Handlungsempfehlungen.

Frei eingereichte Originalien ermöglichen die Präsentation wichtiger klinischer Studien und dienen dem wissenschaftlichen Austausch. Kasuistiken zeigen interessante Fallbeispiele und ungewöhnliche Krankheits- bzw. Behandlungsverläufe.

---

[7] Manuelle Medizin 2017, 55:375–382, https://doi.org/10.1007/s00337-017-0327-8
Online publiziert: 7. November 2017, © Springer Medizin Verlag GmbH 2017
R. Thiele (1), C. H. Saely (2, 3), P. Ackermann (4)
(1) Gemeinschaftspraxis für amerikanische Chiropraktik/Osteopathie und Sportheilkunde, München, Deutschland
(2) Abteilung für Innere Medizin und Kardiologie/VIVIT Institut, Akademisches Lehrkrankenhaus Feldkirch, Feldkirch, Österreich
(3) Private Universität Liechtenstein im Studiengang Medizinwissenschaften, Triesen, Liechtenstein
(4) Orthopaedic Department/Department of Molecular Medicine and Surgery, Karolinska University, Hospital, Stockholm, Schweden

Begutachtungsverfahren

Alle für „Manuelle Medizin" eingereichten Manuskripte werden begutachtet. Originalien und Übersichten durchlaufen einen Peer-Review-Prozess [54].

Zusammenfassung

Chiropraktische Behandlung von Kopfschmerzen. Systematische Übersichtsarbeit zu randomisierten kontrollierten Studien

Hintergrund. Kopfschmerzen gehören weltweit zu den häufigsten Erkrankungen, die bei Betroffenen starke Schmerzen und Funktionseinschränkungen verursachen. Lebensqualitätseinschränkungen sowie erhebliche Kosten durch verschiedene, teure Therapien sind die Folge. Der vorliegende Beitrag beschäftigt sich mit der Frage: Ist Chiropraktik bei Kopfschmerzen im Vergleich zu anderen Therapien eine klinisch relevante, nachhaltige Behandlungsmethode und stellt sie somit eine Standardtherapie dar? **Methoden.** Die Recherche erfolgte in der Datenbank PubMed. Der Evidenzlevel der einzelnen Studien wurde mithilfe der PEDro Skala ermittelt. Die Studien mit Evidenzklasse I wurden nach dem PICO-Modell tabellarisch ausgewertet. Untersuchte Endpunkte waren Kopfschmerzfrequenz und -intensität sowie Medikamenteneinnahme. **Ergebnisse.** Die Literaturrecherche ergab von 219 recherchierten Artikeln 30 zum Thema, davon 15 systematische Übersichtsarbeiten und 15 randomisierte klinische Studien, von denen 12 Studien auswertbare Ergebnisse aufwiesen. Insgesamt wurden 21 verbesserte Werte der Endpunkte analysiert. Davon zeigten 11 durch chiropraktische Behandlungen beste Ergebnisse. Die Kombinationstherapien mit Chiropraktik und Physiotherapie lagen 3-mal vorne, die Anwendung der Physiotherapie schnitt 3-mal am besten ab und 4-mal gab es keine Unterschiede der Ergebnisse beim Vergleich von Interventions- und Kontrollgruppen. **Schlussfolgerung.** Die chiropraktischen Behandlungen erreichten genau wie die Physiotherapie und die Kombination aus beiden Behandlungen beste Resultate bei den Verbesserungen der Endpunkte. Die Ergebnisunterschiede zwischen den Interventions- und Kontrollgruppen waren gering oder gar nicht vorhanden. Die untersuchten Studien wiesen methodische Schwächen auf. Die Ergebnisse zeigen, dass Chiropraktik bei Kopfschmerzen keine klinisch relevante, nachhaltige Behandlung und somit keine Standardtherapie aufgrund der ausgewerteten Studien darstellt.

Schlüsselwörter

Chronische Schmerzen, Manipulation, Chiropraktik, Physiotherapie, Review

Abstract

Chiropractic treatment of headaches. Systematic review of randomized controlled trials

Background. Headache is one of the most prevalent disorders worldwide, causing severe pain and functional impairment in sufferers. Impairments of quality of life as well as considerable costs due to various expensive treatments are the consequences. This study assesses the following question: Is chiropractic treatment of headaches, in comparison to other therapies, a clinically relevant sustained treatment option, thus does it thus represent a standard therapy? **Methods.** The search was conducted in PubMed. The evidence level of the individual studies was determined using the PEDro scale. Table analysis according to the PICO model was performed for the evidence level I studies. The investigated endpoints were headache frequency, intensity, and medication use. **Results.** The literature search yielded 219 articles, of which 30 prove relevant. These included 15 systematic reviews and 15 randomized clinical studies, of which 12 studies reported evaluable results. In total, 21 improved endpoint values were analysed, of which 11 showed the best results for chiropractic treatments. In 3 cases a combination of chiropractic and physiotherapy was best, in 3 cases physiotherapy, and in 4 cases there were no differences in the results upon comparing the intervention and control groups. **Conclusion.** Similar to physiotherapy and a combination of both treatments, chiropractic treatment yielded the best results in terms of improved outcomes. The differences between the intervention and control group results were small or absent entirely. The investigated studies had methodologic limitations. The results showed that chiropractic is not a clinically relevant sustained treatment for headaches, and thus not a standard therapy based on the analysed studies.

Keywords

Chronic pain, Manipulation therapy, Chiropractic, Physiotherapy, Review

Chiropraktische Behandlung von Kopfschmerzen – Systematische Übersichtsarbeit zu randomisierten kontrollierten Studien

Zusatzmaterial online

Zusätzliche Informationen sind in der Online-Version dieses Artikels (https://doi.org/10.1007/s00337-017-0327-8) enthalten.

Kopfschmerzen gehören weltweit zu den häufigsten Erkrankungen der Menschheit. Die daraus folgenden massiven Beeinträchtigungen des Patienten in seinem Alltag führen zu einer deutlichen Minderung der Lebensqualität. Hinzu kommen gravierende volkswirtschaftliche und psychosoziale Auswirkungen [1–3]. Weltweite Umfragen zur Epidemiologie des Kopfschmerzes ergeben Durchschnittswerte von 52 % bei Frauen und 37 % bei Männern. Von chronischen Kopfschmerzen sind 1,9 % der Männer und 4,95 % der Frauen betroffen [4]. Populationsbasierte Studien deuten auf eine einjährige Prävalenzrate von 38,3 % für episodische Spannungskopfschmerzen und 2,2 % für chronische Spannungskopfschmerzen hin [5]. In einer großen populationsbasierten epidemiologischen Studie des Deutschen Kopfschmerzkonsortiums mit 10.000 Teilnehmern wurde für die episodische Migräne eine Prävalenz von 12,5 % ermittelt. Von episodischem Spannungskopfschmerz waren 11,9 %, von chronischen Kopfschmerzen 2,6 % und von chronischer Migräne 1,1 % betroffen [6].

In China wurde eine populationsbasierte Stichprobe mit ca. 5000 Teilnehmern untersucht. Dabei lag die 1-JahresPrävalenz von Migräne bei 9,3 %, von Spannungskopfschmerz bei 10,8 % und von chronischen Kopfschmerzen bei 1,0 %. Alle 3 Kopfschmerztypen führen zu einer erheblichen Beeinträchtigung der Lebensqualität und verursachen jährliche Gesamtkosten von 672,7 Mrd. US Dollar [6].

Bei Kopfschmerzen werden derzeit unterschiedlichste Therapien und Medikamente eingesetzt. Dazu gehören frei verkäufliche sowie verschreibungspflichtige Schmerzmittel. Weiterhin kommen physikalische, kognitive und Entspannungstherapien wie auch Akupunktur, Bioresonanzverfahren, Entgiftungen sowie Therapien aus der traditionellen chinesischen Medizin zur Anwendung – mit sehr unterschiedlichen Erfolgen. Der Zustand des Patienten mit Kopfschmerzen erfordert oft eine langwierige und damit kostenintensive medikamentöse Behandlung [1, 3, 7–9]. Bis heute gibt es für die Kopfschmerzbehandlung keinen „Goldstandard". Chiropraktik wird als Therapie v. a. bei Funktionsstörungen des Bewegungsapparats angewandt. In dieser Übersichtsarbeit werden die neuesten vorliegenden Studien zum Thema Chiropraktik bei Kopfschmerzen berücksichtigt. Fünf Studien aus dieser Recherche sind noch nicht in Übersichtsarbeiten ausgewertet worden [10–14]; (s. Tab. 1 als Zusatzmaterial online).

In den Interventionsgruppen wurden durchgängig chiropraktische Behandlungen angewandt. Damit soll die Wirksamkeit der Therapie auf Kopfschmerzen analysiert werden. Die wissenschaftliche Fragestellung lautet: Kann die chiropraktische Behandlung[8] bei Kopfschmerzen als Standardtherapie eingesetzt werden? Die in den Studienuntersuchten Arten des Kopfschmerzes werden in der International Headache Society (IHS) unter dem Oberbegriff Kopfschmerz zusammengefasst und definiert. Zervikogener Kopfschmerz wurde 1988 von der IHS als Klassifikation der Kopfschmerzen anerkannt [15].

Abkürzungen

CCH	„chronic cervicogenic headache"
CH	„cervicogenic headache"
CTTH	„chronic tension type headache"
ETTH	„episodic tension type headache"
H	„headache"
HIS	International Headache Society
M	„migraine"
PEDro	Physiotherapie-Evidenz-Datenbank
PICO	„population, intervention, comparison, outcome"-Modell zur Fragestellungsrecherche
RCT	randomisierte klinische Studie
TTH	„tension type headache"
VAS	visuelle Analogskala

---

8 Chiropraktische Behandlung, in den Studien auch als Manipulationsbehandlung, manipulative Behandlung, Manipulativbehandlung, Manipulationstherapie, chiropraktische Spinalmanipulation oder Spinalmanipulation ausgewiesen

Methoden

Literaturrecherche

Zur Identifizierung der Literatur erfolgte zwischen Juni und August 2016 eine systematische Recherche in der Datenbank PubMed. Die Suche war auf englischsprachige Literatur begrenzt. Es wurde nach Artikeln gesucht, die Schlagworte wie „chiropractic", „manual therapy", „spinal manipulation", „chiropractic care" und „manipulative therapy" enthielten, verbunden mit „headache", „cervicogenic headache", „tension type headache", „episodic tension type headache", „migraine" (M), „chronic cervicogenic headache" und „chronic tension type headache". Auch Google Scholar wurde für zusätzliche englisch- und deutschsprachige Literatur verwendet.

Vergleichsanalyse Eine Übersicht (Tab.1 als Zusatzmaterial online) zeigt auf, welche Studien in anderen Übersichtsarbeiten bereits ausgewertet wurden und welche nicht.

Bewertung nach der Physiotherapie-Evidenz-Datenbank Skala

Anhand von 11 Bewertungskriterien können Studien in verschiedene Evidenzlevel eingeteilt werden. Die PEDroSkala basiert auf der Delphi-Liste, die Verhagen et al. an der Universität von Maastricht, Abteilung für Epidemiologie, entwickelt haben. Hierbei handelt es sich um eine Auflistung von Kriterien zur Bewertung der Studienqualität. Basis der Delphi-Liste bzw. der PEDro-Skala sind keine empirischen Daten, sondern der Expertenkonsens. Die Kriterien 2 bis 9 prüfen die interne Validität, um über statistische Informationen die Ergebnisse in den Kriterien 10 bis 11 zu interpretieren. Kriterium 1 zielt auf die externe Validität ab, fließt allerdings nicht mit in die Bewertung ein [16]; (s. Tab. 2 als Zusatzmaterial online).

Folgende Kriterien einer Studie werden bewertet:

1) Ein- und Ausschlusskriterien wurden spezifiziert (externe Validität, kein Bewertungspunkt).

2) Probanden wurden randomisiert.

3) Zuordnung zu den Gruppen erfolgte verborgen.

4) Gruppen waren bei prognostischen Indikatoren ähnlich.

5)   Probanden waren verblindet.

6)   Therapeuten waren verblindet.

7)   Untersucher waren verblindet.

8)   Bei mehr als 85 % der zugeordneten Probanden wurde ein zentrales Ergebnis gemessen.

9)   Alle Probanden, die für Ergebnismessungen zur Verfügung standen, haben die Behandlung nach Zuordnung erhalten. Wenn nicht, wurde zumindest ein zentrales Ergebnis durch eine „Intention-to-treat"[9]-Methode analysiert.

10) Für ein zentrales Ergebnis wurde ein statistischer Gruppenvergleich nachgewiesen.

11) Für ein zentrales Ergebnis wurde über Punktmessungen und Streuungsmaße berichtet (Standardabweichung, Standardfehler, Konfidenzintervall).

Wenn eines der Kriterien, mit Ausnahme von Kriterium 1, erfüllt ist, wird 1 Punkt vergeben. Insgesamt können somit 10 Punkte erzielt werden. Von der Gesamtpunktzahl lässt sich der Evidenzlevel ableiten (s. Tab. 2 als Zusatzmaterial online).

Erstellen der Kerndaten aller randomisierten klinischen Studien

Die Kerndaten wurden in Tabellenform zusammengefasst und enthalten folgende Angaben:

- Studienname
- Jahr
- Design
- Land
- Diagnose der Kopfschmerzart
- PEDro-Punkte
- Evidenzlevel
- Studienpopulation
- Behandlung
- Anzahl der Patienten

---

9   Bei Probanden, die die Behandlung nicht erhalten haben, Ergebnismessungen gleichwohl möglich waren, wurden die Messwerte in der Form analysiert, als wenn der Proband die ihm zugedachte Behandlung erhalten hätte.

- Anzahl der Behandlungen
- Endpunkte
- Information, ob Teilnehmer ausgeschieden
- Nachkontrollzeiten
- Ergebnisse

Im weiteren Vorgehen wurden die Studien mit Evidenzlevel I der PEDro-Skala ausgewertet (s. Tab. 3 als Zusatzmaterial online).

Erstellen der Kerndaten nach dem PICO-Modell

In Tab. 4 (als Zusatzmaterial online) werden die Studien mit Evidenzlevel I nach dem PICO-Modell bewertet. Im Einzelnen werden folgende Punkte gegenübergestellt:

- Studie
- Population
- Intervention
- Kontrollgruppe
- Endpunkte
- Ergebnisse Interventionsgruppe
- Ergebnisse Kontrollgruppe

Ergebnisse

Literaturrecherche

Die Literaturrecherche ergab 30 Artikel zum Thema, d. h. 15 systematische Übersichtsarbeiten [1, 5, 7, 9, 17–27] und 15 randomisierte klinische Studien. Zwei der RCT waren ohne Ergebnisse und eine wurde vorzeitig abgebrochen. Insgesamt 12 RCT wurden schließlich zur Analyse herangezogen [10–14, 28–31, 33–35]; (s. Abb. 1 als Zusatzmaterial online). Die Gesamtzahl der randomisierten Studienteilnehmer betrug 1015.

Auswertung der RCT in systematischen Übersichtsarbeiten

- Bei systematischen Übersichtsarbeiten wurden bisher 7 der ausgewählten RCT berücksichtigt [28–31, 33–35].

■ Noch nicht in systematischen Übersichtsarbeiten analysiert wurden 5 RCT [10–14].

■ Die jüngste Studie, die in einer Übersichtsarbeit zum Thema ausgewertet wurde, ist die von Haas et al. [29] aus dem Jahr 2010 (s. Tab. 1 als Zusatzmaterial online)

Physiotherapie-Evidenz-Datenbank Skala

Die methodische Qualität der recherchierten Studien wurde mithilfe der PEDro-Skala bewertet (s. Tab. 2 als Zusatzmaterial online). Hierbei wird jede Studie einem Frageschema unterworfen. Wenn ein Kriterium erfüllt ist, wird 1 Punkt vergeben (mögliche Gesamtpunktzahl 10 Punkte). Über diese Gesamtpunktzahl lässt sich der Evidenzlevel ermitteln: Eine hohe methodische Qualität der Studien liegt bei ≥ 7, eine mittlere bei 4 bis 6 und eine schwache bei bis zu 3 Punkten vor [32].

Mit Evidenzlevel I wurden 9 Studien bewertet:

■ Nilsson et al. 1997 [31]
■ Bove u. Nilsson 1998 [35]
■ Tuchin et al. 2000 [33]
■ Jull et al. 2002 [30][10]
■ Haas et al. 2004 [28]
■ Haas et al. 2010 [29]
■ Haas et al. 2010 [13]
■ Espí-López u. Cómez - Conesa 2014 [12]
■ Vernon et al. 2015 [14]

Mit Evidenzlevel II wurden 3 Studien bewertet:

■ Castien et al. 2012 [11][11]
■ Castien et al. 2009 [10][12]
■ Boline et al. 1995 [34]

---

10 Maitland-Studie. Das Maitland®-Konzept ist ein Konzept der manuellen Therapie zur Befundaufnahme und Behandlung von Funktionsstörungen im Gelenk-, Muskel-, und Nervensystem. Neben den passiven Gelenkmobilisationen und -manipulationen an den Extremitäten und der Wirbelsäule werden neurodynamische Techniken, Muskeldehnungen, stabilisierende Übungen und individuell adaptierte Heimprogramme eingesetzt.
11 McKenzie-Studie.
12 McKenzie-Studie.

Kerndaten aller randomisierten klinischen Studien

Folgende Kopfschmerzarten wurden in den Studien untersucht:

- Zervikogener Kopfschmerz (CH) in 3 Studien [14, 30, 31]
- Spannungskopfschmerz (TTH) in 2 Studien [14, 34]
- Chronischer Spannungskopfschmerz (CTTH) in 3 Studien [10–12]
- Episodischer Spannungskopfschmerz (ETTH) in 2 Studien [12, 35]
- Chronischer zervikogener Kopfschmerz (CCH) in 3 Studien [13, 28, 29]
- Migräne (M) in 3 Studien [13, 29, 33]

Die Reihenfolge der Kopfschmerzarten wird in Tab. 3 (Zusatzmaterial online) berücksichtigt. Ausgewertet wurden die Endpunkte

- Kopfschmerzfrequenz[13],
- Kopfschmerzintensität[14] und
- Medikamenteneinnahme[15].

In den meisten Fällen lag die Zahl der vorzeitig ausgeschiedenen Teilnehmer <15 %. Bei den Studien von Castien et al. [10, 11] und Boline et al. [34] war die Drop-out-Rate höher. Das Follow-up erfolgte im Durchschnitt nach 4 bis 26 Wochen. Bei der Studie von Tuchin et al. [33] betrug dieser Zeitraum 6 Monate, bei der von Jull et al. [30] 1 Jahr, was für die Nachhaltigkeit der Ergebnisse von großer Bedeutung ist.

PICO-Modell

Kopfschmerzfrequenz

Ergebnisse nach Auswertung der Tabelle 4 nach dem PICO Modell für den Endpunkt Kopfschmerzfrequenz.

Vernon et al. [14]

- Gruppe A: 71 % der Teilnehmer verbesserten die Ergebnisse um ≥40 % bei einer Kombinationstherapie aus Manipulationstherapie und Massage

---

13 Werte nach Angaben der Patienten und aus Kopfschmerztagebüchern.
14 Werte nach Angaben der Patienten auf der visuellen Analogskala (VAS) 0–10 oder 0–100, 10 Punkte Unterschied bei Gruppenergebnissen werden als klinisch relevant bewertet [15].
15 Werte nach Angabe der Patienten.

- Gruppe B: 28 % der Teilnehmer verbesserten die Ergebnisse um ≥40 % bei einer Kombinationstherapie aus Manipulationstherapie und Selbstakkupressurkissen

Espí-López u. Gómez-Conesa [12]

- Gruppe 1: 25 % der Teilnehmer Verbesserung durch manuelle Therapie
- Gruppe 2: 26 % der Teilnehmer Verbesserung durch Manipulationstherapie
- Gruppe 3: 57 % der Teilnehmer Verbesserung durch Kombinationstherapie aus Manipulations- und manueller Therapie
- Gruppe 4: 39 % der Teilnehmer Verbesserung durch keine Behandlung

Haas et al. [13]

- Gruppe 1 + 2: 9 Tage Kopfschmerzreduktion durch Manipulationstherapie, 8 und 16 Behandlungen
- Gruppe 3: 6 Tage Kopfschmerzreduktion durch 8 Massagen
- Gruppe 4: 3 Tage Kopfschmerzreduktion durch 16 Massagen

Haas et al. [29]

- Gruppe 1 + 2: 8 Kopfschmerztage, Verbesserung mit Manipulationstherapie, 8 bis 16 Behandlungen
- Gruppe 3 + 4: 6 Tage Verbesserung durch Massagen, 8 bis 16 Behandlungen

Jull et al. [30] mittlere Änderungen der Basiswerte im Vergleich nach 7 Wochen und nach 12 Monaten:

- Gruppe 1: Manipulationsbehandlung und therapeutische Übungen (Basiswert 3,3)
  7 Wochen: verbessert um 2,02
  (61 %) ↓
  12 Monate: verbessert um 2,52
  (64 %) ↓
- Gruppe 2: Manipulationsbehandlung
  (Basiswert 3,6)
  7 Wochen: verbessert um 2,07
  (57,5 %) ↓
  12 Wochen: verbessert um 2,25
  (62,5 %) ↓

■ Gruppe 3: Therapeutische Übungen[16]
   (Basiswert 3,7)
   7 Wochen: verbessert um 2,37
   (64 %) ↓
   12 Monate: verbessert um 2,52,
   (68 %) ↓
■ Gruppe 4: Keine physikalischen Therapien (Basiswert 3,5)
   7 Wochen: verbessert um 0,79
   (23 %) ↓
   12 Wochen: verbessert um 0,95
   (27 %) ↓

Eine Verbesserung der Kopfschmerzfrequenz von ≥ 50 % wird laut IHS als klinisch relevant eingeordnet [23]. Alle Ergebnisse verbesserten sich nach 12 Monaten noch einmal.

Tuchin et al. [33]

■ Gruppe 1: 3 Tage (42 %) Reduktion der Migränefrequenz durch Manipulationstherapie
■ Gruppe 2: 0,4 Tage (5 %) Reduktion der Migränefrequenz durch Scheinmanipulation

Bove u. Nilsson [35] Nach 7 Wochen:

■ Gruppe 1: Durch Manipulationstherapie Verbesserung von 46 %
■ Gruppe 2: Durch Weichteilgewebebehandlung und Placebo - Laser Verbesserung von 44 %

Nach weiteren 19 Wochen ebenfalls keine nennenswerten Unterschiede im Vergleich der Gruppen. Die Werte lagen unverändert bei 25–35 %.

Nilsson et al. [31]

■ Gruppe 1: 37 % Reduktion durch Weichteilmassage und Lasertherapie
■ Gruppe 2: 69 % Reduktion der Kopfschmerzstunden durch Manipulationstherapie

---

16 Therapeutische Übungen, physikalische Therapie und physikalische Übungen werden in der jeweiligen Zusammenfassung mit Physiotherapie bezeichnet.

Zusammenfassung

Die Kopfschmerzfrequenz als Endpunkt untersuchten 8 Studien. Größte Verbesserungen erreichten 2 Studien mit Kombinationstherapie, d. h. Chiropraktik, einmal begleitet von Massagen [14] und einmal begleitet von manueller Therapie [12]. Eine Studie [30] zeigte Verbesserungen durch Physiotherapie, 4 Studien [13, 29, 31, 33] hatten Erfolge durch chiropraktische Behandlung. Eine Studie zeigte keine Unterschiede zwischen Chiropraktik und Weichteilgewebebehandlungen mit Placebo-Laser [35].

Kopfschmerzintensität

Ergebnisse nach Auswertung der Tabelle 4 nach dem PICO Modell für den Endpunkt Kopfschmerzintensität.

Espí-López u. Gómez-Conesa [12] Nach 7 Wochen:

- Gruppe 1: 41 % ↓, verbessert durch manuelle Therapie
- Gruppe 2: 36 % ↓, verbessert durch Manipulationstherapie
- Gruppe 3: 37 % ↓, Kombination aus Gruppe 1 + 2
- Gruppe 4: 26 % ↓, keine Behandlung

Haas et al. [13]

- Gruppe 1 + 2: 20,75 Punkte, verbessert durch Manipulationstherapie
- Gruppe 3: 4,8 Punkte, verbessert durch Massagen
- Gruppe 4: 1,9 Punkte, verbessert durch Massagen

Haas et al. [29] Die Werte zeigen einen mittleren Unterschied für paarweisen Gruppenvergleich (Tab. 3 der Studie).

- Gruppe 1: 5,2 ↓, 8-mal Manipulationstherapie
- Gruppe 2: 14,4 ↓, 16-mal Manipulationstherapie
- Gruppe 3: 4,6 ↑, 8-mal Massagen (4,6 Punkte verschlechtert)
- Gruppe 4: 4,6 ↓, 16-mal Massagen (4,6 Punkte verbessert)

Haas et al. [28] In dieser Studie ging es ausschließlich um die effektive Anzahl manipulativer Behandlungen. Sie wurde nicht in die Gesamtzusammenfassung zum Vergleich der erfolgreichsten Therapieverfahren einbezogen.

Gruppe 1: 1-mal Behandlung/Woche
nach 4 Wochen: 10,9 (21 %) ↓
nach 12 Wochen: 2,4 (5 %) ↓

- Gruppe 2: 3-mal Behandlung/Woche
  nach 4 Wochen: 29,9 (49 %) ↓
  nach 12 Wochen: 27,0 (44 %) ↓
- Gruppe 3: 4-mal Behandlung/Woche
  nach 4 Wochen: 26,3 (58 %) ↓
  nach 12 Wochen: 17,1 (38 %) ↓
- Angepasste mittlere Gruppeneffekte:
  3-mal Behandlung/Woche nach 12 Wochen: 19,4 ↓
  4-mal Behandlung/Woche nach 4 Wochen: 18,7 ↓
  4-mal Behandlung/Woche nach 12 Wochen: 18,1 ↓

Jull et al. [30] Nach 12 Monaten:

- Gruppe 1: Kombinationsgruppe Manipulation und physikalische Therapie
  Basiswert 5,1 verbessert um 2,69
  (53 %) ↓
- Gruppe 2: Manipulationstherapie
  Basiswert 4,8 verbessert um 2,27
  (47 %) ↓
- Gruppe 3: Physikalische Übungen
  Basiswert 5,4 verbessert um 2,83
  (52 %) ↓
- Gruppe 4: keine physikalischen Therapien
  Basiswert 5,3 verbessert um 1,32
  (25 %) ↓

Tuchin et al. [33] Nach 8 Wochen:

- Gruppe 1: Manipulationstherapie,
  Basiswert 7,96 verbessert um 1,06
  (13 %) ↓
- Gruppe 2: Scheinmanipulation,
  Basiswert 7,89 verbessert um 1,69
  (21 %) ↓

Keine nennenswerten Unterschiede in den Gruppenergebnissen.

Bove u. Nilsson [35]

- Gruppe 1: Manipulation und Weichteilgewebemassage (Ausgangswert: 37/100)
  nach 7 Wochen: 38 (3 %) ↑
  nach 19 Wochen: 35 (5,4 %) ↓
- Gruppe 2: Weichteilgewebemassage und Placebolaser (Ausgangswert: 37/100)
  nach 7 Wochen: 34 (8 %) ↓
  nach 19 Wochen: 26 (30 %) ↓

Keine nennenswerten Unterschiede in den Gruppenergebnissen.

Nilsson et al. [31]

- Gruppe 1: Weichteilgewebemassage und Laser Kopfschmerzintensität: 17 % ↓
- Gruppe 2: Manipulationstherapie
  Kopfschmerzintensität: 36 % ↓

Zusammenfassung

Die Kopfschmerzintensität untersuchten 8 Studien. Die größten Verbesserungen zeigten 3 Studien [13, 29, 31] durch chiropraktische Behandlung. Eine Studie [28] untersuchte nur die Behandlungsfrequenz ohne Vergleich zu Kontrollgruppen und wurde in der Gesamtzusammenfassung nicht berücksichtigt. In einer Studie [12] wurden Verbesserungen durch Physiotherapie erzielt, in einer weiteren [30] durch Kombinationstherapie von chiropraktischer und Physiotherapie. Bei 2 Studien [33, 35] wurden keine Unterschiede im Gruppenvergleich festgestellt.

Medikamenteneinnahme

Ergebnisse nach Auswertung der Tabelle 4 nach dem PICO Modell für den Endpunkt Medikamenteneinnahme.

Haas et al. [29]

- Gruppe 1 + 2: Medikamentenreduktion um 33 % bei Manipulationstherapie
- Gruppe 3 + 4: Medikamentenreduktion um ±0 % bei Massagen

Jull et al. [30] Nach 12 Monaten:

- Gruppe 1: 93 % Reduktion in der Kombinationsgruppe Manipulationstherapie und therapeutische Übungen
- Gruppe 2: 100 % Reduktion durch Manipulationstherapie
- Gruppe 3: 100 % Reduktion durch physikalische Übungen
- Gruppe 4: 33 % Steigerung der Medikamenteneinnahme

Tuchin et al. [33]

- Gruppe 1: 54 % Schmerzmittelreduzierung durch Manipulationstherapie
- Gruppe 2: 19 % Schmerzmittelreduzierung durch Scheinmanipulationstherapie

Bove u. Nilsson [35]

- Gruppe 1: 32 % Medikamentenreduktion durch Manipulationstherapie
- Gruppe 2: 27 % Medikamentenreduktion durch Weichteilgewebebehandlung mit Placebolaser

Kein nennenswerter Unterschied in den Gruppenergebnissen.

Nilsson et al. [31]

- Gruppe 1: ±0 % Medikamentennutzung reduziert bei Weichteilgewebe und Laserbehandlung
- Gruppe 2: 36 % Medikamentennutzung reduziert durch Manipulationstherapie

Zusammenfassung

In 5 Studien wurde die Medikamenteneinnahme analysiert. In 4 Studien [29–31, 33] wurden Schmerzmittel durch chiropraktische Behandlungen gesenkt. Gleiche Erfolge hatte die Physiotherapie [30]. Kaum Unterschiede zwischen der Interventions- und Kontrollgruppe zeigte die Studie von Bove u. Nilsson [35].

Gesamtzusammenfassung

Zu den Endpunkten wurden 21 Ergebnisse aus 9 Studien analysiert: 8 zur Kopfschmerzfrequenz, 7 zur Kopfschmerzintensität und 6 zur Medikamenteneinnahme. Die größten Verbesserungen der Werte ergaben sich 11-mal durch chiropraktische Behandlung. Eine der Studien [28] beschäftigte sich mit der optimalen

Behandlungsfrequenz ohne Vergleich mit einer Kontrollgruppe bei Verbesserung der untersuchten Endpunktergebnisse. In 3 Studien wurden Erfolge durch Physiotherapie erreicht: in der Studie von Jull et al. [30] bei allen 3 Endpunkten, 3-mal durch Kombinationstherapien in der Studie von Espí-López u. Gómez-Conesa [12] sowie in der Studie von Vernon et al. [14] bei Kopfschmerzfrequenz, in der Studie Jull et al. [30] bei Kopfschmerzintensität. Viermal zeigten sich keine Unterschiede bei den Ergebnissen: in der Studie von Bove u. Nilsson [35] bei allen 3 Endpunkten und in der Studie von Tuchin et al. [33] bei Analyse der Kopfschmerzintensität. In den einzelnen Studien wurden keine größeren Nebenwirkungen festgestellt.

Diskussion

Hinsichtlich der Endpunkte Kopfschmerzfrequenz und -intensität sowie Medikamenteneinnahme gab es in den untersuchten Studien keine wesentlichen Unterschiede der Ergebnisse im Vergleich der Interventions- zu den Kontrollgruppen. Chiropraktische Behandlungen wurden mit anderen Behandlungsarten kombiniert. Genauso aber auch die reine chiropraktische Behandlung im Vergleich mit chiropraktischen und physiotherapeutischer Kombinationstherapie betrachtet. Dadurch wurden die Ergebnisse im Hinblick auf primäre chiropraktische Behandlungsergebnisse verzerrt, sodass als Fazit die Annahme, dass chiropraktische Behandlungen bei Kopfschmerzen eine klinisch relevante erfolgreiche Standardtherapie aufgrund der untersuchten Studien darstellen, nicht bestätigt werden kann. Um eindeutigere Ergebnisse zu erreichen, müsste die Methodik der Studien verbessert werden. Verglichen mit früheren Übersichtsarbeiten ergeben sich hier ähnliche Schlussfolgerungen aus den Studien wie methodische Einschränkungen, niedrige Studienqualität und nichtrepräsentative Ergebnisse [7, 18, 23]. Allerdings wurden in den vorliegenden Beitrag 5 neuere, noch nicht ausgewertete Studien mit einbezogen [10–14]. Der Unterschied zu anderen Übersichtsarbeiten besteht darin, dass nur chiropraktische Behandlungen, allerdings mit den oben erwähnten Abweichungen, für Interventionsgruppen analysiert wurden. Das heißt, es gab bei den Interventionsgruppen keine Behandlungsmethoden wie Massage oder Physiotherapie wie in anderen Arbeiten [1, 5, 9, 17, 19, 24, 27]. Mit der chiropraktischen Behandlung bei Kopfschmerzen werden Fehlfunktionen der Wirbelsäule korrigiert und somit Funktionsstörungen und Schmerzen im Bewegungsapparat beseitigt. Gleichzeitig werden die Durchblutungs- und Stoffwechselvorgänge nach Aufhebung der Funktionsstörungen des

Bewegungsapparats verbessert. Die Studie von Jull et al. [30] wird als Maitland-Studie bewertet und zeigt sehr gute Ergebnisse in der Anwendung von Physiotherapie bei Kopfschmerzen. Somit wird deutlich, dass manuelle Techniken bei Kopfschmerzen zu guten Erfolgen führen. Die Studie wies die weitreichendsten Verbesserungen bei Kopfschmerzfrequenz und -intensität sowie Reduktion der Medikamenteneinnahme auf. Zu einem ähnlichen Ergebnis kam die Übersichtsarbeit von Gross et al. [36] aus dem Jahr 2015, die zwar Kopfschmerzen nicht ausschließlich bewertete, jedoch trotz mäßiger Qualität der ausgewerteten Studien eine gewisse Überlegenheit der manuellen Techniken wie Manipulation und Mobilisierung gegenüber anderen Methoden wie Massagen und Eigenübungen zeigte. Methodische Schwächen der Studien bestehen beispielsweise bei den Interventionsgruppen mit chiropraktischer Therapie in der Verblindung von Therapeuten und Patienten. Auch waren die Teilnehmerzahlen bis auf die Studie von Jull et al. [30] mit 200 Teilnehmern sehr niedrig. Die Follow-up-Zeiten waren mit durchschnittlich 12 Wochen gering. Die Ausnahme mit 12 Monaten stellt auch hier die Studie von Jull et al. [30] dar. Die in den Studien angegebenen Endpunkte (Kopfschmerzfrequenz, -intensität und Medikamenteneinnahme) sind Surrogat-Endpunkte. In der chiropraktischen Eingangsuntersuchung fehlt das Forschen nach der Ursache wie z. B. Beckenschiefstand, die bei den manipulativen Behandlungen für die Nachhaltigkeit der Ergebnisse mitberücksichtigt werden sollten. In der Folge würden sich Endpunkte wie Rezidive oder Remission untersuchen lassen. Bei den meisten Studien wurde in den Interventions- und Kontrollgruppen Schmerzmittel verabreicht. Dies verzerrt ebenfalls die Ergebnisse(Bias). Um den neuesten wissenschaftlichen Stand zu gewährleisten, wurden auch aktuelle Studien berücksichtigt. Jull et al. [30] zeigten methodisch auf, wie zukünftige Studien zu diesem Thema möglicherweise angegangen werden können – gerade im Hinblick auf Stichprobengrößen und Follow-up-Zeiten. Die Methoden der Studien entsprachen der Fragestellung. Methodisch verbesserte Studien könnten neu analysiert werden, um einen Nachweis für klinische Relevanz und somit eine erhöhte externe Validität, für die in den Studien betrachteten Behandlungen bei Kopfschmerzen erneut zu prüfen.

Schlussfolgerungen

Chiropraktische Behandlungen zeigten genauso wie andere, z. B. Physiotherapie oder Kombinationen aus Chiropraktik und Massagen, die größten Verbesserungen. Allerdings konnten einige Studien keine Unterschiede zwischen chiropraktischer Behandlung und anderen Therapien aufweisen. Die Ergebnisunterschiede zwischen Interventionsgruppen und Kontrollgruppen sind gering. Defacto gibt es keinen Nachweis für eine eindeutige Überlegenheit der chiropraktischen Therapie bei Kopfschmerzen. Der Nachweis, dass Chiropraktik bei Kopfschmerz eine wissenschaftlich nachgewiesene Standardbehandlung ist, kann auf der Grundlage der hier untersuchten Studien nicht erbracht werden. Um diese Fragestellung erneut zu analysieren, bedarf es bestimmter methodischer Voraussetzungen der Studien. Methodisch angepasste Studien sollten härtere Endpunkte (Rezidive, Remission), mehr Studienteilnehmer und längere Follow-up Zeiten beinhalten. Durch größere Unterschiede im Gruppenvergleich lässt sich klinische Relevanz für die jeweiligen Behandlungsmethoden nachweisen. Als ein gelungenes Beispiel für methodisch gute Qualität kann die Studie von Jull et al. [30] herangezogen werden.

Einhaltung ethischer Richtlinien

Interessenkonflikt. R. Thiele, C.H. Saely und P. Ackermann geben an, dass kein Interessenkonflikt besteht. Dieser Beitrag beinhaltet keine von den Autoren durchgeführten Studien an Menschen oder Tieren. Für die aufgeführten Studien gelten die jeweils dort angegebenen ethischen Richtlinien.

Literatur

[1] Bronfort G et al (2001) Efficacy of spinal manipulation for chronic headache: a systematic review. J Manipulative Physiol Ther 7:457–466

[2] Evers S (2001) Kopfschmerzen – epidemiologische und gesundheitsökonomische Aspekte. Man Med 3(9):290–293

[3] Wuttke C et al (2013) Manualtherapeutische Interventionen bei Kopfschmerzerkrankungen. Man Ther1(7):88–93

[4] Manzoni GC, Stovner LJ (2010) Epidemiology of headache. In: Manzoni GC, Stovner LJ (Hrsg.) Headache. Handbook of clinical neurology. Elsevier, Amsterdam, 3–22

[5] Fernández-de-las-Peñas C et al (2006) Are manual therapies effective in reducing pain from tensiontype headache?: a systematic review. Clin J Pain 22(3):278–285

[6] Obermann M et al (2013) Neues zu Kopfschmerzen 2013 – ein Update. AktNeurol 40(07):393–399

[7]   Astin JA, Ernst E (2002) The effectiveness of spinal manipulation for the treatment
      of headache disorders: a systematic review of randomized clinical trails. Cephalalgia
      22(8):617–623

[8]   Haas M et al (2016) Spinal rehabilitative exercise or manual treatment for the pre-
      vention of cervicogenic headache in adults. Cochrane Database Syst Rev. https://
      doi.org/10.1002/14651858.CD012205

[9]   Vernon H, Hagino C (1999) Systematic review of randomized clinical trials of com-
      plementary/alternative therapies in the treatment of tensiontype and cervicogenic
      headache. Complement TherMed7(3):142–155

[10] Castien RF et al (2009) Effectiveness of manual therapy compared to usual care by
      the general practitioner for chronic tension-type headache: design of a randomised
      clinical trial. BMC MusculoskeletDisord10:21

[11] Castien RF et al (2012) Clinical variables associated with recovery in patients with
      chronic tension-type headache after treatment with manual therapy. Pain153(4):893–
      899

[12] Espí-López GV, Gómez-Conesa A (2014) Efficacy of manual and manipulative
      therapy in the perception of pain and cervical motion in patients with tension-type
      headache: a randomized, controlled clinical trial JChiroprMed13(1):4–13

[13] Haas M et al (2010) A preliminary path analysis of expectancy and patient-provider
      encounter in an open-label randomized controlled trial of spinal manipulation for
      cervicogenic headache. J Manipulative Physiol Ther33(1):5–13

[14] Vernon H et al (2015) A randomized pragmatic clinical trial of chiropractic care for
      headaches with and without a self-acupressure pillow. J Manipulative Physiol
      Ther38(9):637–643

[15] International Headache Society (2013) The international classification of headache
      disorders, 3rd edition (beta version) Cephalalgia33(9):629–808

[16] Hegenscheidt S et al (2010) PEDro Skala –Deutsch: Hinweise zur Handhabung der
      PEDroSkala,1–2

[17] Biondi DM (2005) Physical treatments for headache: a structured review. Headache
      45(6):738–746

[18] Bryans R et al (2011) Evidence-based guidelines for the chiropractic treatment of
      adults with headache. J Manipulative Physiol Ther34(5):274–289

[19] Chaibi A et al (2011) Manual therapies for migraine: a systematic review. J Head-
      ache Pain 12(2):127–133

[20] Chaibi A, Russell MB (2012) Manual therapies for cervicogenic headache: a system-
      atic review. JHeadachePain13(5):351–359

[21] Chaibi A, Russell MB (2014) Manual therapies for primary chronic headaches: a
      systematic review of randomized controlled trials. J Headache Pain 15:1–8

[22] Fernández-de-las-Peñas C et al (2005) Spinal manipulative therapy in the management of cervicogenic headache: clinical notes. Headache 45(9):1260–1263

[23] Fernández-de-las-Peñas C et al (2006) Methodological quality of randomized controlled trials of spinal manipulation and mobilization in tensiontype headache, migraine, and cervicogenic headache. J Orthop Sports Phys Ther36(3):160–169

[24] Lenssinck M-LB et al (2004) The effectiveness of physiotherapy and manipulation in patients with tension-type headache: a systematic review. Pain 112(3):381–388

[25] Posadzki P, Ernst E (2011) Spinal manipulations for the treatment of migraine: a systematic review of randomized clinical trials. Cephalalgia 31(8):964–970

[26] Posadzki P, Ernst E (2011) Spinal manipulations for cervicogenic headaches: a systematic review of randomized clinical trials. Headache 51(7):1132–1139

[27] Vernon H et al (2011) Systematic review of clinical trials of cervical manipulation: control group procedures and pain outcomes. Chiropr Man Therap19(1):1–12

[28] Haas M et al (2004) Dose response for chiropractic care of chronic cervicogenic headache and associated neck pain: a randomized pilot study. J Manipulative Physiol Ther27(9):547–553

[29] Haas M et al (2010) Dose response and efficacy of spinal manipulation for chronic cervicogenic headache: a pilot randomized controlled trial. SpineJ10 (2):1–26 30.

[30] Jull G et al (2002) A randomized controlled trial of exercise and manipulative therapy for cervicogenic headache. Spine27(17):1835–1843

[31] Nilsson N et al (1997) The effect of spinal manipulation in the treatment of cervicogenic headache. J Manipulative Physiol Ther5:326–330

[32] Felsenberg D et al (2008) Leitlinie Physiotherapie und Bewegungstherapie bei Osteoporose: PEDro Skala. Charite Berlin, Berlin, S.1–87

[33] Tuchin PJ et al (2000) A randomized controlled trial of chiropractic spinalmanipulative therapy for migraine. J Manipulative Physiol Ther23(2):91–95

[34] Boline PD et al (1995) Spinal manipulation vs. amitriptyline for the treatment of chronic tensiontype headaches: a randomized clinical trial. J Manipulative Physiol Ther18(3):148–154

[35] Bove G, Nilsson N (1998) Spinal manipulation in the treatment of episodic tension-type headache. JAMA280(18):1576–1579

[36] Gross A et al (2015) Manipulation and mobilisation for neck pain contrasted against an inactive control or another active treatment. Cochran Libr. https://doi.org/10.1002/14651858.CD004249.pub4

Ergänzungsmaterial

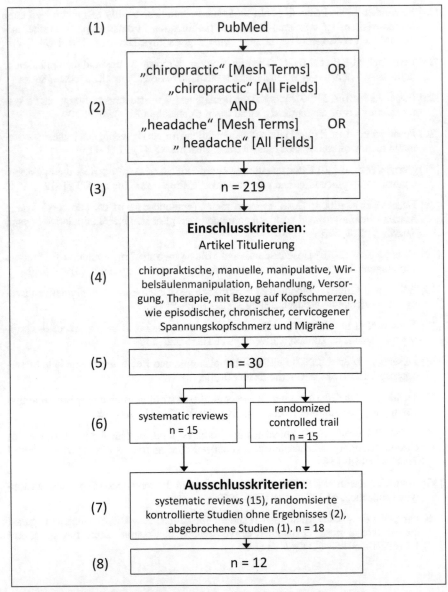

Abbildung 1:   Flussdiagramm zur Literaturrecherche

Erläuterungen zum Flussdiagramm

(1) Datenbank zur Literaturrecherche der RCTs aktualisiert bis 21.08.2016

(2) Suchkriterien

(3) Gesamttreffer

(4) Auswahlkriterien

(5) Relevante Literatur n = 30 Artikel zum Thema

(6) Untergliederung nach Studiendesign

(7) Ausschlusskriterien: n = 15 SR u. n = 3 RCT, gesamt n = 18

(8) verwertbare RCT zum Thema n = 12 RCT

SR systematische Übersichtsarbeiten

RCT randomisierte kontrollierte Studien

Tabelle 1: Übersicht der Studien über bisherige Bewertungen in Übersichtsarbeiten

Studien ↓ (systematic reviews →)	Vernon et al. 2015 Canada [14]	Espi-Lopez u. Gomez-Conesa 2014 Spain [12]	Castien et al. 2012 Netherlands [11]	Haas et al. 2010 America [13]	Haas et al. 2010 America [29]	Castien et al. 2009 Netherlands [10]	Haas et al. 2004 America [28]	Jull et al. 2002 Australian [30]	Tuchin et al. 2000 Australian [33]	Bove u. Nilsson 1998 Denmark [35]	Nilsson et al. 1997 Denmark [31]	Boline et al. 1995 America [34]	Anzahl der ausgewerteten Studien / Arbeit	Anzahl der Studien die nochmals in dieser Arbeit ausgewertet wurden
wie oft sind diese Studien in anderen Übersichtsarbeiten berücksichtigt worden				3			2	5	6	8	8	7		
Vernon et al. 1999 Canada [9]										■	■	■	6	3
Bronfort et al. 2001 America [1]										■	■	■	9	3
Astin u. Ernst 2002 America [7]									■	■	■	■	8	4
Lenssinck et al. 2004 Netherlands [24]									■			■	12	2
Fernandez- de- las Penas et al. 2005 Spain [22]								■			■		2	2
Biondi 2005, America [17]													13	
Fernandez- de- las Penas et al. 2006 Spain [23]								■	■	■	■	■	8	5
Fernandez- de- las Penas et al. 2006 Spain [5]									■	■			6	2
Vernon et al. 2011 Canada [27]				■						■	■	■	21	4
Posadzki u. Ernst 2011, England [25]									■				3	1
Posadzki 2011, England [26]				■			■	■					9	3
Chaibi et al. 2011 Norway [19]										■			6	1
Brayans et al. 2011 Canada [618]								■	■	■	■	■	16	5
Chaibi u. Russell 2012 Norway [20]				■			■	■			■		7	4
Chaibi u. Russell 2014 Norway [21]													6	

Anzahl der ausgewerteten Studien pro Arbeit: Studien die insgesamt in der Übersichtsarbeit bewerteten wurden.

Anzahl der Studien die nochmals in dieser Arbeit berücksichtigt werden: Studien, die in dieser Übersichtsarbeit bewertet wurden, aber auch schon in den aufgeführten Übersichtsarbeiten bewertet wurden. Beispiel: Chaibi u. Russel 2012 [10] haben 7 Studien bewertet, 4 davon werden auch in dieser Arbeit bewertet.

Tabelle 2:   Bewertung der methodischen Qualität mittels der PEDro-Skala

Studien → / PEDro Kriterien ↓	Ein-und Ausschlusskriterien wurden spezifiziert	Randomisierung der Probanden	Zuordnung zu den Gruppen erfolgte verborgen	Wichtigsten prognostischen Indikatoren in den Gruppen waren einander ähnlich	Probanden waren verblindet	Therapeuten waren verblindet	Untersucher waren verblindet	mehr als 85 % den Gruppen zugeordneten Probanden beendeten die Studie	"Intention to treat" Methode eingehalten	Gruppenvergleich von mindestens einem zentralen Outcome	Bericht über Punkt-, als auch Streumaße von mindestens einem zentralen Outcome	Gesamtpunktzahl	Evidenzlevel
Castien et al. 009 Netherlands [10]	▪		■	■			■		■			4/10	II
Castien et al. 2012 Netherlands [11]	▪	■		■					■		■	4/10	II
Boline et al. 995 America [34]	▪	■	■	■						■	■	5/10	II
Haas et al.2004 America [28]	▪	■	■	■				■	■	■	■	7/10	I
Haas et al. 2010 America [29]	▪	■	■	■				■	■	■	■	7/10	I
Haas et al. 2010 America [13]	▪	■	■	■				■	■	■	■	7/10	I
Vernon et al.2015 Canada [14]	▪	■	■	■			■	■	■	■		7/10	I
Nilsson et al.1997 Denmark [31]	▪	■	■	■	■		■	■		■	■	8/10	I
Espi-Lopez u. Gomez- Conesa 2014 Spain [12]	▪	■	■	■	■	■		■		■	■	8/10	I
Bove u. Nilsson 1998 Denmark [35]	▪	■	■	■			■	■	■	■	■	8/10	I
Tuchin et al. 2000 Australian [33]	▪	■	■	■			■	■	■	■	■	8/10	I
Jull et al.2002 Australian [30]	▪	■	■	■			■	■	■	■	■	8/10	I

▪ Diese Angaben gehen nicht in die Punktebewertung ein

Tabelle 3:   Kerninhalt der Studien

Studie, Jahr, Design, Land	Dia-gnose	PEDro-Score	Evi-denz	Studien-population	Behandlung n = Patienten	Anzahl der Behandlungen	Endpunkte	TN ausge-schieden	Nach-kontrolle	Ergebnisse
Vernon et al. 2015 RCT Canada [14]	CH TTH	7/10	I	39 TN	**Gruppe A:** n = 17 CHIRO + PHYSIO **Gruppe B:** n = 22 CHIRO + SAP (ab 2. Wo.) Selbst-Akupressur-Kissen (SAP)	**Gruppe A:** 5 Wo. CHIRO **Gruppe B:** 6 × CHIRO	KF ↓ 4 Wo. Teilnahme berechtigt zur Analyse	5 TN 12,8 %	Wo. 4 oder Wo. 5 der BH	**Gruppe A:** n = 15 KF 71% der TN > 40 % ↓ **Gruppe B:** n = 19 KF 28% der TN 40 % ↓

Studie, Jahr, Design, Land	Diagnose	PEDro-Score	Evidenz	Studienpopulation	Behandlung n = Patienten	Anzahl der Behandlungen	Endpunkte	TN ausgeschieden	Nachkontrolle	Ergebnisse
Jull et al. 2002 RCT Australian [30]	CH	8/10	I	200 TN	**Gruppe 1:** n = 49 21 m / 28 w CHIRO + PHYSIO **Gruppe 2:** n = 51 19 m / 32 w CHIRO **Gruppe 3:** n = 52 9 m / 43 w PHYSIO **Gruppe 4:** n = 48 11 m / 37 w keine BH MN in allen 4 Gruppen	**Gruppe 1–3:** 6 Wo. 8–12 BH u. MN	**primär:** KF ↓ d/Wo. **sekundär:** KI ↓ MN ↓	7 TN 3,5 %	7 Wo. 3, 6 und 12 Mo. nach BH	**KF** nach 7 Wo. und 12 Mo. m. Ä. **Gruppe 1:** n = 48 BW 3,3 7 Wo.: 2,02 61 % ↓ 12 Mo.: 2,12 64 % ↓ **Gruppe 2:** n = 48 BW: 3,6 7 Wo.: 2,07 57,5 % ↓ 12 Mo.: 2,2 62,5 % ↓ **Gruppe 3:** n = 51 BW: 3,7 7 Wo.: 2,37 64 % ↓ 12 Mo.: 2,52 68 % ↓ **Gruppe 4:** n = 46 BW: 3,5 7 Wo.: 0,79 23 % ↓ 12 Mo.: 0,95 27 % ↓ **KI:** nach 12 Mo. **Gruppe 1:** BW: 5,1 2,69 53 % ↓ **Gruppe 2:** BW 4,8 2,27 47 % ↓ **Gruppe 3:** BW: 5,4 2,83 52 % ↓ **Gruppe 4:** BW 5,3 1,32 25 % ↓ **MN:** **Gruppe 1:** 93 % ↓ **Gruppe 2:** 100 % ↓ **Gruppe 3:** 100 % ↓ **Gruppe 4:** 33 % ↑

Studie, Jahr, Design, Land	Dia-gnose	PEDro-Score	Evi-denz	Studien-population	Behandlung n = Patienten	Anzahl der Behandlungen	Endpunkte	TN ausge-schieden	Nach-kontrolle	Ergebnisse
Nilsson et al. 1997 RCT Denmark [31]	CH	8/10	I	53 TN	**Gruppe 1:** n = 25 (10 m / 15 w) PHYSIO u. Laser **Gruppe 2:** n = 28 (13 m 15 w) CHIRO	**Gruppe 1 und 2:** 3 Wo. 2 × Wo. = 6 BH	**primär:** KF / Tag ↓ KI ↓ MN ↓	1 TN 1,8 %	5 Wo.	**Gruppe 1:** n = 24 **Gruppe 2:** n = 28 MN 0 % 36 % ↓ KF/Tag 37 % ↓ 69 % ↓ KI 17 % ↓ 36 % ↓
Boline et al. 1995 RCT America [34]	TTH	5/10	II	150 TN	**Gruppe 1:** n = 75 CHIRO **Gruppe 2:** n = 75 MN (Amitriptylin)	**Gruppe 1:** 6 Wo. 2 × pro Wo. = 12 BH CHIRO **Gruppe 2:** MN Wo.1 = 10 mg/d Wo.2 = 20 mg/d danach 30 mg/d	**primär:** KI ↓ KF ↓ MN ↓	24 TN 16 % **Gruppe 1:** n = 70 32 m/38 w **Gruppe 2:** n = 56 17 m/39 w	4 Wo. nach BH	6 Wo. nach BH keine wesentliche Besserung in beiden Gruppen 4 Wochen nach BH **Gruppe 1:** n = 70 KI: 32 % ↓ KF: 42 % ↓ MN 30 % ↓ **Gruppe 2:** n = 56 MN keine Verbesserung, leicht Nebenwirkungen

Studie, Jahr, Design, Land	Dia-gnose	PEDro-Score	Evi-denz	Studien-population	Behandlung n = Patienten	Anzahl der Behandlungen	Endpunkte	TN ausge-schieden	Nach-kontrolle	Ergebnisse
Castien et al. 2009 RCT Netherlands [10]	CTTH	4/10	II	84 TN 20 TN ran. in Gruppe 1 u. 2 31 TN in n. ran. KST CHIRO + PHYSIO	**Gruppe 1:** n = 42 GP mit MN **Gruppe 2:** n = 42 CHIRO + PHYSIO MN in beiden Gruppen	**Gruppe 1:** GP MN = NSAID **Gruppe 2:** 8 Wochen 9 BH / 30 min	**primär:** KF → MN → **sekundär:** KI →	14 TN 16,6 %	8. und 26. Wo.	nach 8 Wo. **Gruppe 1:** n = 35 7 KT → **Gruppe 2:** n = 35 3 KT MN 25 % ↓ pro 2 Wo.
Castien et al. 2012 RCT Netherlands [11]	CTTH	4/10	II	186 TN 82 TN ran. 104 TN KST	**Gruppe 1:** n = 104 CHIRO + Physio (KST) 21 m / 83 w **Gruppe 2:** n = 41 CHIRO + Physio ran. 11 m / 30 w **Gruppe 3:** n = 41 GP ran.	**Gruppe 1:** max. 9 BH à 30 min **Gruppe 2:** max. 9 BH à 30 min	primär: KF →	**Gruppe 1 und 2 bis** 26.Wo. 52 TN 35,9 %	ab 8 und 26 Wo. nach BH **Gruppe 1 u. 2**	**nach 8 Wochen** **Gruppe 1 u. 2:** n = 142 8,1 KT → **Gruppe 1 und 2:** 78 % der TN berichten von 50 % Verbesserung der KT **nach 26 Wochen** n = 128 8,4 Kopfschmerztage 73 % der TN berichten von 50 % Verbesserung der KT

Studie, Jahr, Design, Land	Diagnose	PEDro-Score	Evidenz	Studienpopulation	Behandlung n = Patienten	Anzahl der Behandlungen	Endpunkte	TN ausgeschieden	Nachkontrolle	Ergebnisse
Espí-López und Gómez-Conesa 2014 RCT Spain [12]	CTTH ETTH	8/10	I	84 TN 16 m (19%) 68 w (81 %)	**Gruppe 1:** n = 20 PHYSIO **Gruppe 2:** n = 22 CHIRO **Gruppe 3:** n = 20 CHIRO + PHYSIO **Gruppe 4:** n = 22 keine BH	**Gruppe 1-3:** 4 Wo./4 BH 1 BH / Wo. 7-Tage-Intervall	**primär:** KF ↓ KI ↓	3 TN 3,57 %	4. und 8. Wo.	**Gruppe 2:** KF: Wo. 1 2,9 Wo. 4 1,7 Wo. 7 2,15 26 % ↓ KI: Wo. 1 5,12 Wo. 4 3,03 Wo. 7 3,28 36 % ↓ **Gruppe 3:** KF: Wo. 1 3,8 Wo. 4 1,55 Wo. 7 1,65 57 % ↓ KI: Wo. 1 4,8 Wo. 4 3,24 Wo. 7 3,02 37 % ↓ **Gruppe 1:** KF Wo. 1 3,25 Wo. 4 2,6 Wo. 7 2,45 25 % ↓ KI: Wo. 1 4,79 Wo. 4 3,77 Wo. 7 2,82 41 % ↓ **Gruppe 4:** KF: Wo. 1 3,24 Wo. 4 2,45 Wo. 7 2,85 39 % ↓ KI: Wo. 1 5,24 Wo. 4 3,95 Wo. 7 3,86 26 % ↓

Studie, Jahr, Design, Land	Dia-gnose	PEDro-Score	Evi-denz	Studien-population	Behandlung n = Patienten	Anzahl der Behandlungen	Endpunkte	TN ausge-schieden	Nach-kontrolle	Ergebnisse
Bove und Nilsson 1998 RCT Denmark [35]	ETTH	8/10	I	75 TN	**Gruppe 1: n = 38** 15 m / 23 w CHIRO + PHYSIO **Gruppe 2: n = 37** 11 m / 16 w PHYSIO + Placebo-Laser	4 Wo. 2 × pro Wo. 8 BH	**primär:** KF/d → KI → MN →	5 TN 9,3 %	7, 11, 15 u. 19 Wo. nach BH	**Gruppe 1: n = 36** m. Ä. KF: BW 2,8 7 Wo. 1,5 19 Wo. 2,1 → 25 % ↓ KI: BW 37 7 Wo. 38 19 Wo. 35 → 5,4 % ↓ MN: BW 0,66 7 Wo. 0,38 19 Wo. 0,43 → 27 % ↓ **Gruppe 2: n = 34** m. Ä. KF: BW 3,4 7 Wo. 1,9 19 Wo. 2,2 → 35 % ↓ KI: BW 37 7 Wo. 34 19 Wo. 26 → 30 % ↓ MN: BW 0,82 7 Wo. 0,59 19 Wo. 0,56 → 32 % ↓

Studie, Jahr, Design, Land	Diagnose	PEDro-Score	Evidenz	Studienpopulation	Behandlung n = Patienten	Anzahl der Behandlungen	Endpunkte	TN ausgeschieden	Nachkontrolle	Ergebnisse
Haas et al. 2010 RCT America [13]	CCH M	7/10	I	80 TN	Gruppe 1: n = 20 4 m/16 w 8 × CHIRO Gruppe 2: n = 20 4 m/16 w 16 × CHIRO Gruppe 3: n = 20 5 m/15 w 8 × PHYSIO Gruppe 4: n = 20 3 m/17 w 16 × PHYSIO	Gruppe 1 u. Gruppe 3: 1 × Wo. BH Gruppe 2 u. Gruppe 4: 2 × pro Wo. BH Gruppen 1-4: 8 Wochen BH	primär: KI ↓ sekundär: KT ↓	7 TN 8,75 %	2, 4, 8 und 12 Wo.	nach 12 Wo. Gruppe 1: n = 19 Gruppe 2: n = 17 KI: 20,75 → KT: 9 → KI: Gruppe 3: n = 18 4,8 → Gruppe 4: n = 19 1,9 → KT: Gruppe 3: 6 → Gruppe 4: 3 ↑
Haas et al. 2004 RCT America [28]	CCH	7/10	I	24 TN	Gruppe 1: n = 8 3 × CHIRO Gruppe 2: n = 8 2 m / 6 w 9 × CHIRO Gruppe 3: n = 8 12 × CHIRO	3 Wochen Gruppe 1: 3 × BH 1 / Wo. Gruppe 2: 9 × BH 3 / Wo. Gruppe 3: 12 × BH 4 / Wo.	primär: KI ↓	1 TN 4,16 %	4. u. 12. Wo.	mittlerer BW Gruppe 1: 51,4 Gruppe 2: 61,2 Gruppe 3: 45,0 Gruppe 1: n = 7 4 Wo. 10,9 → 21 % ↓ 12 Wo. 2,4 → 5 % ↓ Gruppe 2: n = 8 4 Wo. 29,9 → 49 % ↓ 12 Wo. 27,0 → 44 % ↓ Gruppe 3: n = 8 4 Wo. 26,3 → 58 % ↓ 12 Wo. 17,1 → 38 % ↓
Haas et al. 2010 RCT America [29]	CCH M	7/10	I	80 TN	Gruppe 1: n = 20 4 m/16 w 8 × CHIRO Gruppe 2: n = 20 4 m/16 w 16 × CHIRO Gruppe 3: n = 20 5 m/15 w 8 × PHYSIO Gruppe 4: n = 20 3 m/17 w 16 × PHYSIO	8 Wochen Behandlung Gruppe 1/ Gruppe 3: 1 × Wo. BH Gruppe 2/ Gruppe 4: 2 × Wo. BH	Primär: KI ↓ reduzieren sekundär: KF ↓ MN ↓	7 TN 8,75 %	2, 4, 8, 12, 16, 20 und 24 Wo.	nach 24 Wo. Gruppe 1 und 2: KF: 8 Tage → MN: 33 % Gruppe 3 und 4: KF: 6 Tage → MN: ±0 KI Gruppe 1: n = 19 5,2 → Gruppe 2: n = 17 14,4 ↑ Gruppe 3: n = 18 4,6 → Gruppe 4: n = 19 4,6 →

Studie, Jahr, Design, Land	Dia-gnose	PEDro-Score	Evi-denz	Studien-population	Behandlung n = Patienten	Anzahl der Behandlungen	Endpunkte	TN ausge-schieden	Nach-kontrolle	Ergebnisse
Tuchin et al. 2000 RCT Australian [33]	M	8/10	I	127 TN	**Gruppe 1:** n = 83 25 m / 59 w = 84 CHIRO **Gruppe 2:** n = 40 14 m / 27 w = 41 SCH CHIRO m / w-Aufteilung 1 TN mehr in beiden Gruppen im Vergleich zur Zahlenstärke?? siehe Tab. 1	**Gruppe 1/ Gruppe 2:** 2 Monate max. 16 BH	**primär:** MF (d/Mo.)↓ SI → MN →	4 TN 3,1 %	6 Monate nach BH	**Gruppe 1: n = 83** DW MT /Mo. 3 Tage ↓ = 42 % ↓ SI 1,06 ↓ = 13 % ↓ MN 11,5 ↓ = 54 % ↓ **Gruppe 2: n = 40** DW MT / Mo. 0,4 Tage ↓ = 5 % ↓ SI 1,7 ↓ = 21 % ↓ MN 3,9 ↓ = 19 % ↓ KI: BW: 37 7 Wo. 34 19 Wo. 26 = 30 % ↓ MN: BW: 0,82 7 Wo. 0,59 19 Wo. 0,56 = 32 % ↓

Abkürzungserläuterungen zu Tabelle 3

↑	erhöht(en)
↓	reduziert(en)
BH	Behandlung
BW	Basiswert
CCH	Chronic Cervicogenic Headache
CH	Cervicogenic Headache
CHIRO	chiropraktische Behandlung, manipulative Behandlung, Manipulationsbehandlung, Manipulativbehandlung, Manipulationstherapie, Spinalmanipulation
CTTH	Chronic Tension Typ Headache
d	Tag
DW	Durchschnittswert
ETTH	Episodic Tension Typ Headache
GP	Allgemein Arzt (general practitioner)
h/d	Stunde/Tag
KF	Kopfschmerzfrequenz
Kh	Kopfschmerzstunden
KI	Kopfschmerzintensität
KST	Kohortenstudie
KT	Kopfschmerztage
M	Migraine
m	Männer
m. Ä.	mittlere Änderung
max.	maximal
MF	Migränefrequenz
mg	Milligramm
min.	Minuten
MN	Medikamenteneinnahme
Mo.	Monat(e)
MT	Migränetage
n. ran.	nicht randomisiert
NASID	nicht steroide entzündungshemmende Medikamente
PHYSIO	therapeutische Übungen, physikalische Übungen, Massagen, Weichgewebetherapie
ran.	randomisiert
SAP	Selbst Akupressur Kissen
SCH CHIRO	Scheinmanipulation
SI	Schmerzintensität
TN	Teilnehmer

TTH   Tension Typ of Headache
w   Frauen
Wo.   Woche(n)

Erläuterung zu den angewandten therapeutischen Maßnahmen

Boline et al. [34]	MN = Amitriptylin	CHIRO = Spinalmanipulation
Bove u. Nilsson [35]	PHYSIO = Weichteil-gewebetherapie	CHIRO = Spinalmanipulation
Castien et al. [11]	GP = Allgemein Arzt	CHIRO = Manipulativbehandlung
Castien et al. [10]	GP mit Analgetika Behandlung	CHIRO = Manipulativbehand-lung+ PHYSIO
Espí-López u. Cómez-Conesa [14]	PHYSIO = manuelle Behandlung	CHIRO = manipulative Behand-lung
Haas et al. [13]	PHYSIO = leichte Massage	CHIRO = Manipulationstherapie
Haas et al. [28]	keine Kontrollgruppe	CHIRO = Manipulationstherapie
Haas et al.[29]	PHYSIO = leichte Massage	CHIRO = Manipulationstherapie
Jull et al. [30]	PHYSIO = therapeuti-sche Übungen	CHIRO = Manipulationstherapie
Nilsson et al. [31]	PHYSIO = Weichteil-gewebetherapie	CHIRO = Spinalmanipulation
Tuchin et al. [33]	SCH CHIRO = Schein-Chiropraktik	CHIRO = Chiropraktik, Spinal-manipulation
Vernon et al. [14]	PHYSIO = Massage	CHIRO = Manipulativbehandlung

Tabelle 4:   Kernaussagen der Studien mit Evidenzlevel I nach dem PICO-Modell

Studie	Population	Intervention	Kontrollgruppe	Endpunkte	Ergebnisse Interventionsgruppe	Ergebnisse Kontrollgruppe
Vernon et al. 2015 Canada [14]	39	**Gruppe A:** CHIRO + PHYSIO	**Gruppe B:** CHIRO + SAP	KF ↓	**Gruppe A:** KF 71% der TN > 40 % ↓	**Gruppe B:** KF 28% der TN 40 % ↓
Jull et al. 2002 Australian [30]	200	**Gruppe 1:** CHIRO + PHYSIO **Gruppe 2:** CHIRO MN in den Gruppen!	**Gruppe 3:** PHYSIO **Gruppe 4:** keine BH MN in den Gruppen!	**primär:** KF ↓ **sekundär:** KI ↓ MN ↓	**KF** nach 7 Wo. und 12 Mo. m. Ä. **Gruppe 1:** BW 3,3 7 Wo.: um 2,02 61 % ↓ 12 Mo.: um 2,12 64 % ↓ **Gruppe 2:** BW: 3,6 7 Wo.: um 2,07 57,5 % ↓ 12 Mo.: um 2,25 62,5 % ↓ **MN:** **Gruppe 1:** 93 % ↓ **Gruppe 2:** 100 % ↓ **KI:** nach 12 Mo. **Gruppe 1:** BW: 5,1 auf 2,69 53 % ↓ **Gruppe 2:** BW 4,8 auf 2,27 47 % ↓	**KF** nach 7 Wo. und 12 Mo. m. Ä. **Gruppe 3:** BW: 3,7 7 Wo.: 2,37 64 % ↓ 12 Mo.: 2,52 68 % ↓ **Gruppe 4:** BW: 3,5 7 Wo.: 0,79 23 % ↓ 12 Mo.: 0,95 27 % ↓ **MN:** **Gruppe 3:** 100 % ↓ **Gruppe 4:** 33% ↑ **KI:** nach 12 Mo. **Gruppe 3:** BW: 5,4 2,83 52 % ↓ **Gruppe 4:** BW 5,3 1,32 25 % ↓
Nilsson et al. 1997 Denmark [31]	53	**Gruppe 2:** CHIRO	**Gruppe 1:** PHYSIO u. Laser	KF → KI → MN →	KF 69 % ↓ KI 36 % ↓ MN 36 % ↓	KF 37 % ↓ KI 17 % ↓ MN 0 % ↓

Studie	Population	Intervention	Kontrollgruppe	Endpunkte	Ergebnisse Interventionsgruppe	Ergebnisse Kontrollgruppe
Espí-López und Gómez-Conesa 2014 Spain [12]	84	Gruppe 2: CHIRO Gruppe 3: CHIRO + PHYSIO	Gruppe 1: PHYSIO Gruppe 4: keine BH	KF ↓ d/Wo. KI ↓	Gruppe 2: KF: Wo. 1 2,9 Wo. 4 1,7 41 % → Wo. 7 2,15 26 % → KI: Wo. 1 5,12 Wo. 4 3,03 41 % → Wo. 7 3,28 36 % → Gruppe 3: KF: Wo. 1 3,8 Wo. 4 1,55 59 % → Wo. 7 1,65 57 % → KI: Wo. 1 4,8 Wo. 4 3,24 32,5 % → Wo. 7 3,02 37 % →	Gruppe 1: KF Wo. 1 3,25 Wo. 4 2,6 20 % → Wo. 7 2,45 25 % → KI: Wo. 1 4,79 Wo. 4 3,77 21 % → Wo. 7 2,82 41 % → Gruppe 4: KF: Wo. 1 3,24 Wo. 4 2,45 24 % → Wo. 7 2,85 12 % → KI: Wo. 1 5,24 Wo. 4 3,95 25 % → Wo. 7 3,86 26 % →
Bove und Nilsson 1998 Denmark [35]	75	Gruppe 1: CHIRO + PHYSIO	Gruppe 2: PHYSIO + Placebo-Laser	KF/d → KI → MN →	Gruppe 1: DW KF: BW 2,8 h/d 7 Wo. 1,5 46 % → 19 Wo. 2,1 25 % → KI: BW 37 7 Wo. 38 3 % ↑ 19 Wo. 35 5,4 % ↓ MN: BW 0,66 7 Wo. 0,38 42 % ↓ 19 Wo. 0,48 27 % ↓	Gruppe 2: DW KF: BW 3,4 h/d 7 Wo. 1,9 44 % → 19 Wo. 2,2 35 % → KI: BW 37 7 Wo. 34 8 % ↓ 19 Wo. 26 30 % ↓ MN: BW 0,82 7 Wo. 0,59 28 % ↓ 19 Wo. 0,56 32 % ↓
Haas et al. 2010 America [13]	80	Gruppe 1: 8 × CHIRO Gruppe 2: 16 × CHIRO	Gruppe 3: 8 × PHYSIO Gruppe 4: 16 × PHYSIO	primär: KI → sekundär: KT →	nach 12 Wo. KI: Gruppe 1 und 2: 20,75 KF 9 d	nach 12 Wo. KI: Gruppe 3: 4,8 Gruppe 4: 1,9 KF: Gruppe 3: 6 d Gruppe 4: 3 d

Studie	Population	Intervention	Kontrollgruppe	Endpunkte	Ergebnisse Interventionsgruppe	Ergebnisse Kontrollgruppe
Haas et al. 2004 America [28]	24	**Gruppe 1:** 3 × CHIRO 1× Wo. **Gruppe 2:** 9 × CHIRO 3× Wo. **Gruppe 3:** 12 × CHIRO 4× Wo.	keine	KI ↓	Durchschnitt BW **Gruppe 1:** 51,4 **Gruppe 2:** 61,2 **Gruppe 3:** 45,0 **Gruppe 1:** 4 Wo. 10,9 = 21 % ↓ 12 Wo. 2,4 = 5 % ↓ **Gruppe 2:** 4 Wo. **29,9 = 49 %** ↓ 12 Wo. **27,0 = 44 %** ↓ **Gruppe 3:** 4 Wo. 26,3 = 58 % ↓ 12 Wo. 17,1 = 38 % ↓	keine Kontrollgruppe
Haas et al. 2010 America [29]	80	**Gruppe 1:** 8 × CHIRO **Gruppe 2:** 16 × CHIRO	**Gruppe 3:** 8 × PHYSIO **Gruppe 4:** 16 × PHYSIO	KI ↓ KF ↓ MN ↓	nach 24 Wo. KI **Gruppe 1:** 5,2 Punkte → **Gruppe 2:** 14,4 Punkte → KF: **Gruppe 1 und 2:** 8 Tage ↓ MN: 33 % ↓	nach 24 Wo. KI **Gruppe 3:** 4,6 Punkte ← **Gruppe 4:** 4,6 Punkte → KF **Gruppe 3 und 4:** 6 Tage ↓ MN: ±0
Tuchin et al. 2000 Australian [33]	127	**Gruppe 1:** CHIRO	**Gruppe 2:** SCH CHIRO	MF = ↓ MT/Mo. ↓ SI ↓ MN ↓	Durchschnittswerte **Gruppe 1:** MF 3 Tage → 42 % ↓ SI 1,06 → 13 % ↓ MN 11,5 → 54 % ↓ Migräne ↓: bei 18 TN (22 %) 90% ↓ bei 41 TN (49 %)	Durchschnittswerte **Gruppe 2:** MF 0,4 Tage ↓ = 5 % ↓ SI 1,7 ↓ = 21 % ↓ MN 3,9 ↓ = 19 % ↓

Abkürzungserläuterungen zu Tabelle 4

↑	erhöht(en)
↓	reduziert(en)
BH	Behandlung
BW	Basiswert
CCH	Chronic Cervicogenic Headache
CH	Cervicogenic Headache
CHIRO	chiropraktische Behandlung, manipulative Behandlung, Manipulationsbehandlung, Manipulativbehandlung, Manipulationstherapie, Spinalmanipulation
CTTH	Chronic Tension Typ Headache
d	Tag
DW	Durchschnittswert
ETTH	Episodic Tension Typ Headache
GP	Allgemein Arzt (general practitioner)
h/d	Stunde/Tag
KF	Kopfschmerzfrequenz
Kh	Kopfschmerzstunden
KI	Kopfschmerzintensität
KST	Kohortenstudie
KT	Kopfschmerztage
M	Migraine
m	Männer
m. Ä.	mittlere Änderung
max.	maximal
MF	Migränefrequenz
mg	Milligramm
min.	Minuten
MN	Medikamenteneinnahme
Mo.	Monat(e)
MT	Migränetage
n. ran.	nicht randomisiert
NASID	nicht steroide entzündungshemmende Medikamente
PHYSIO	therapeutische Übungen, physikalische Übungen, Massagen, Weichgewebetherapie
ran.	randomisiert
SAP	Selbst Akupressur Kissen
SCH CHIRO	Scheinmanipulation
SI	Schmerzintensität
TN	Teilnehmer

TTH   Tension Typ of Headache
w   Frauen
Wo.   Woche(n)

Erläuterung zu den angewandten therapeutischen Maßnahmen

Bove u. Nilsson [35]	PHYSIO = Weichteil-gewebetherapie	CHIRO = Spinalmanipulation
Espí-López u. Cómez-Conesa [14]	PHYSIO = manuelle Behandlung	CHIRO = manipulative Behandlung
Haas et al. [13]	PHYSIO = leichte Massage	CHIRO = Manipulationstherapie
Haas et al. [28]	keine Kontrollgruppe	CHIRO = Manipulationstherapie
Haas et al.[29]	PHYSIO = leichte Massage	CHIRO = Manipulationstherapie
Jull et al. [30]	PHYSIO = therapeuti-sche Übungen	CHIRO = Manipulationstherapie
Nilsson et al. [31]	PHYSIO = Weichteil-gewebetherapie	CHIRO = Spinalmanipulation
Tuchin et al. [33]	SCH CHIRO = Schein-Chiropraktik	CHIRO = Chiropraktik, Spinal-manipulation
Vernon et al. [14]	PHYSIO = Massage	CHIRO = Manipulativbehandlung

3.2 Kongress Abstract / Kongress Poster „Chiropraktische Behandlung bei unteren Rückenschmerzen"

Veröffentlicht auf dem Portal German Medical Science (GMS)[17]

Das Portal German Medical Science (GMS) ist das interdisziplinäre Portal der Arbeitsgemeinschaft der Wissenschaftlichen Medizinischen Fachgesellschaften (AWMF). Erstellt in Kooperation mit dem Deutschen Institut für Medizinische Dokumentation und Information (DIMDI) und ZB MED – Informationszentrum Lebenswissenschaften bietet es freien Zugang zu hochrangigen und qualitätsgeprüften medizinischen Fachartikeln. Das Portal GMS bietet allen Wissenschaftlern aus dem medizinischen Bereich die Möglichkeit, ihre Forschungsergebnisse online zu publizieren. Das Projekt wird von der Deutschen Forschungsgemeinschaft (DFG) gefördert. Den größten Anteil nehmen die Fachzeitschriften ein: GMS German Medical Science – ein interdisziplinäres Journal als elektronische Zeitschrift der Arbeitsgemeinschaft der Wissenschaftlichen Medizinischen Fachgesellschaften (AWMF). Es publiziert hochrangige Original- und Übersichtsarbeiten mit Peer-Review aus dem Gesamtspektrum der Medizin, fachspezifische, elektronische Zeitschriften einzelner Fachgesellschaften [55].

Hintergrund

Ein wesentlicher Kostenfaktor im Gesundheitswesen ist der untere Rückenschmerz: durch Prävalenz, die Kosten für Produktionsausfall und Behandlung. Es gibt verschiedene Behandlungsmethoden, welche nur selten zum gewünschten Erfolg führen. Systematische Untersuchungen aus randomisierten kontrollierten Studien in den USA haben gezeigt, dass die chiropraktische Behandlung eine

---

17 16. Deutscher Kongress für Versorgungsforschung
Deutsches Netzwerk Versorgungsforschung e. V.
4.-6. Oktober 2017, Berlin
Meeting Abstract „Chiropraktische Behandlung bei unteren Rückenschmerzen"
- Rainer Thiele - Gemeinschaftspraxis für Chiropraktik/Osteopathie und Sportheilkunde, München, Germany
- Christoph H. Saely - Univ. - Prof. der privaten Universität Liechtenstein, Feldkirch, Austria
- Paul Ackermann - Karolinska University Hospital, Stockholm, Sweden
16. Deutscher Kongress für Versorgungsforschung (DKVF). Berlin, 04.-06.10.2017. Düsseldorf: German Medical Science GMS Publishing House; 2017. DocP139 doi:10.3205/17dkvf387, urn:nbn:de:0183-17dkvf3878
Published: September 26, 2017

wirksame Therapie ist. Es gibt momentan keine therapeutische Methode, die den Goldstandard erfüllt. Allerdings zeigen sich bei der chiropraktischen Therapie, bezogen auf Schmerzlinderung und Funktionsverbesserung bei unteren Rückenschmerzen, deutlich positive Ergebnisse.

Fragestellung

Chiropraktik – eine wirksame Therapieform bei unteren Rückenschmerzen?

Methode

Für die systematische Übersichtsarbeit führte einer der Autoren im Februar 2017eine gezielte Literaturrecherche in PubMed durch. Die Suche war auf englischsprachige Literatur sowie randomisierte klinische Studien begrenzt. Suchparameter waren „Chiropractic and lowback pain" [All Fields inkludiert MeSH]. Es wurden randomisierte klinische Studien und systematische Übersichtsarbeiten ausgewählt, bei denen im Titel Schlagworte wie Chiropraktik, Spinal Manipulation und Adjustment in Kombination mit unteren Rückenschmerzen vorkamen.

Ergebnisse

Es wurden 131 Artikel zum Thema gefunden. 24 Artikel wurden ausgewählt. Davon wiederum lieferten 14 randomisierte klinische Studien im direkten Vergleich mit anderen Therapieverfahren Ergebnisse. Zwei neuere systematische Übersichtsarbeiten wurden zum Vergleich als Referenz ausgewählt. 4.578 Personen nahmen an den randomisierten klinischen Studien teil. Zu bewertende Endpunkte waren insbesondere Schmerz, funktionelle Einschränkungen, aber auch Patientenzufriedenheit und Kosteneffektivität. In acht Studien wurde der Nachweis erbracht, dass Chiropraktik die besseren Therapieerfolge erzielt. Bei drei Studien konnten im Therapievergleich keine Unterschiede zwischen Chiropraktik und Physiotherapie gefunden werden, wobei sich aber die Endpunkte deutlich verbesserten. In lediglich einer Studie erreichte die Physiotherapie bessere Ergebnisse. Keinerlei Therapieunterschiede zeigen die Studien von Haas et al. und Hurwitz et al., in denen Chiropraktik mit Chiropraktik plus physikalischen Modalitäten verglichen wurde. Die zu betrachtenden Endpunkte wurden aber auch hier verbessert.

Diskussion

Die Arbeit belegt deutliche Verbesserungen bei Anwendung chiropraktischer Therapie bei unteren Rückenschmerzen. Drei Studien weisen ihre Ergebnisse als klinisch relevant sowie statistisch signifikant aus. Eine frühere systematische Übersichtsarbeit kam hingegen zu dem Ergebnis, dass chiropraktische Behandlung nicht effektiver als andere Therapien im Einsatz bei unteren Rückenschmerzen sei. In einer zweiten Übersichtsarbeit berichten dieselben Autoren, Rubinsteinet et al., über eine statistisch signifikante, aber nicht klinisch relevante positive Wirkung auf Schmerzlinderung und Funktionsstatus der Spinal Manipulation im Vergleich zu anderen Interventionen. Die Ergebnisse seien qualitativ hochwertig. Die angewandten Methoden entsprechen der Fragestellung. Die Zahl der Studienteilnehmer ergibt eine hohe Power sowie einen repräsentativen Querschnitt für die ermittelten Ergebnisse. Die Aktualität der Arbeit wurde durch Einarbeitung der neuesten Studienergebnisse gewährleistet. Allerdings unterliegen die Ergebnisse einer leichten Verzerrung, da die Studienanalysen nicht immer den Direktvergleich verschiedener Therapien untersucht haben. Ohne Kombinationsformen der Therapien wären die Ergebnisse noch eindeutiger.

Praktische Implikation

Chiropraktik zeigt in der Mehrzahl der Studien positive Ergebnisse beider Verbesserungen der Endpunkte. Damit ist Chiropraktik eine wirksame Therapieform, um untere Rückenschmerzen zu behandeln. Meist werden die Schmerzen durch ossäre Fehlstellungen und damit verbundenen Muskelschmerzen ausgelöst. Durch fachgerechte, zielgerichtete Justierungen lassen sich diese sehr schnell lindern. Für zukünftige Studien sollten die Endpunkte wie Remission oder Rezidive untersucht werden.

Chiropraktische Behandlung bei unteren Rückenschmerzen

THIELE AMERIKANISCHE CHIROPRAKTIK

... improve your life

//II UFL Private Universität im Fürstentum Liechtenstein

Rainer Thiele[1], Christoph H. Saely[2], Paul Ackermann[3]

[1] Gemeinschaftspraxis für amerik. Chiropraktik/Osteopathie u. Sportheilkunde, München

[2] Private Universität Fürstentum Liechtenstein

[3] Ackermann Institut Schweden

Hintergrund

Ein wesentlicher Kostenfaktor im Gesundheitswesen ist der untere Rückenschmerz: durch Prävalenz, die Kosten für Produktionsausfall und Behandlung. Es gibt verschiedene Behandlungsmethoden, welche nur selten zum gewünschten Erfolg führen. Systematische Untersuchungen aus randomisierten kontrollierten Studien in den USA haben gezeigt, dass die chiropraktische Behandlung eine wirksame Therapie ist. Es gibt momentan keine therapeutische Methode, die den Goldstandard erfüllt. Allerdings zeigen sich bei der chiropraktischen Therapie, bezogen auf Schmerzlinderung und Funktionsverbesserung bei unteren Rückenschmerzen, deutlich positive Ergebnisse. **Fragestellung: Chiropraktik – eine wirksame Therapieform bei unteren Rückenschmerzen?**

Methode

Für die systematische Übersichtsarbeit führte einer der Autoren im Februar 2017 eine gezielte Literaturrecherche in PubMed durch. Die Suche war auf englischsprachige Literatur sowie randomisierte klinische Studien begrenzt. Suchparameter waren „Chiropractic and low back pain"[All Fields inkludiert MeSH]. Es wurden randomisierte klinische Studien und systematische Übersichtsarbeiten ausgewählt, bei denen im Titel Schlagworte wie Chiropraktik, Spina Manipulation und Adjustment in Kombination mit unteren Rückenschmerzen vorkamen.

Ergebnisse

131 Artikel zum Thema recherchiert, 24 Artikel ausgewählt.

14 Studien wiesen verwertbare Ergebnisse aus,

2 aktuelle systematische Übersichtsarbeiten wurden zum Vergleich als Referenz ausgewählt.

4.578 Personen nahmen an den randomisierten klinischen Studien teil.

Endpunkte: Schmerz, funktionelle Einschränkungen, Patientenzufriedenheit und Kosteneffektivität.

eine Studie hatte bessere Ergebnisse durch Physiotherapie

drei Studien wiesen keine Unterschiede zwischen Chiropraktik und Physiotherapie aus

zwei Studien verglichen Chiropraktik vs. Chiropraktik + physikalische die Ergebnisse waren gleich

acht Studien zeigten, bessere Therapieerfolge durch Chiropraktik

Therapiearten mit besten Ergebnissen aus den 14 Studien	Studie	Population	Intervention Kontrollgruppe	Endpunkte
	Hurwitz et al. [11]	681	Chiropraktik vs. medizinische Behandlung Chiropraktik + physik. Therapie vs. medizinische Behandlung + physik. Therapie	Schmerz ↓ funktionelle Einschränkung ↑
	Hurwitz et al. [7]	681	Chiropraktik vs. medizinische Versorgung Chiropraktik + physik. Therapien vs. medizinische Versorgung+Physiotherapie	Schmerz + funktionelle Einschränkung ↑
	Cherkin et al. [13] Skargren et al. [14]	321 323	Chiropraktik vs. physik. Therapie (Mc Kenzie Methode) Chiropraktik vs. Physiotherapie	Schmerz ↓ funktionelle Einschränkung ↑ Gesundheit, Kosten
	Haas et al. [9] Hurwitz et al. [12]	72 341	Chiropraktik vs. physik. Modalitäten Chiropraktik vs. Chiropraktik + physik. Modalitäten	Schmerz ↓ funktionelle Einschränkung ↓ Schmerz ↓ funktionelle Einschränkung ↓
	Goertz et al. [1] Bishop et al. [4] Hondras et al. [5] Wilkey et al. [6] Hsieh et al. [8]	91 28 240 20 192	Chiropraktik + Med. Behandlung vs. Med. Behandlung Chiropraktik + ElecPhi vs. Behandlung beim Familienarzt Chiropraktik vs. minimale conservative medical care Chiropraktik vs. Schmerzmittel Management Chiropraktik + Placebo vs. Schein Manipulation + Muskelrelaxans Schein Manipulation + Placebo	Schmerz + funktionelle Einschränkung ↓ Schmerz + funktionelle Einschränkung ↑ funktionelle Funktion ↑ Schmerz + funktionelle Einschränkung ↓ Schmerz + funktionelle Einschränkung ↑
	Hertzman-Miller et al. [10] Bronfort et al. [16]	672 174	Chiropraktik vs. medizinische Versorgung Chiropraktik vs. Stretching vs. Medikamente Chiropraktik vs. Kanordnungen vs. Medikamente	Zufriedenheit ↑ funktionelle Besserung ↑
	Meade et al. [16]	741	Chiropraktik vs. Krankenhaus Management	Schmerz + Patientenzufriedenheit +

Legende: 1 Studie physikalische Therapie · 3 Studien Chiropraktik vs. Physiotherapie · 2 Studien Chiropraktik vs. Chiropraktik + physik. Modalitäten · 8 Studien Chiropraktik

Praktische Implikation

Chiropraktik zeigt in der Mehrzahl der Studien positive Ergebnisse bei der Verbesserung der Endpunkte. Damit ist Chiropraktik eine wirksame Therapieform, um untere Rückenschmerzen zu behandeln. Meist werden die Schmerzen durch ossäre Fehlstellungen und damit verbundenen Muskelschmerzen ausgelöst. Durch fachgerechte, zielgerichtete Justierungen lassen sich diese sehr schnell lindern. Durch methodische Verbesserungen der Studien können primäre Endpunkte wie Remission oder Rezidive untersucht werden, somit kann die klinische Relevanz besser eingeschätzt werden.

Referenzen

1. Goertz, C.M. et al. (2013): Adding chiropractic manipulative therapy to standard medical care for patients with acute low back pain: results of a pragmatic randomized comparative effectiveness study. In: Spine 38 (8), S. 627–634. DOI: 10.1097/BRS.0b013e31827733e7. 2. Rubinstein, S.M. et al. (2012): Spinal manipulative therapy for acute low-back pain. In: The Cochrane database of systematic reviews (9), CD008880. DOI: 10.1002/14651858.CD008880.pub2. 3. Rubinstein, S. M. et al. (2011): Spinal manipulative therapy for chronic low-back pain. In: The Cochrane database of systematic reviews (2), CD008112. DOI: 10.1002/14651858.CD008112.pub2. 4. Bishop, P. B. et al. (2010): The Chiropractic Hospital-based Interventions Research Outcomes (CHIRO) study: A randomized controlled trial on the effectiveness of clinical practice guidelines in the medical and chiropractic management of patients with acute mechanical low back pain. In: The spine journal: official journal of the North American Spine Society 10 (12), S. 1055–1064. DOI: 10.1016/j.spinee.2010.08.019. 5. Hondras, M.A. et al. (2009): A randomized controlled trial comparing 2 types of spinal manipulation and minimal conservative medical care for adults 55 years and older with subacute or chronic low back pain. In: Journal of manipulative and physiological therapeutics 32 (5), S. 330–343. DOI: 10.1016/j.jmpt.2009.04.012. 6. Wilkey, A. et al. (2008): A comparison between chiropractic management and pain clinic management for chronic low-back pain in a national health service outpatient clinic. In: Journal of alternative and complementary medicine (New York, N.Y.) 14 (5), S. 465–473. DOI: 10.1089/acm.2007.0796. 7. Hurwitz, E.L. et al. (2006): A randomized trial of chiropractic and medical care for patients with low back pain: eighteen-month follow-up outcomes from the UCLA low back pain study. In: Spine 31 (6), 611-21; discussion 622. DOI: 10.1097/01.brs.0000202559.41193.b2. 8. Hsieh, C. Y. et al. (2004): Dose-response for chiropractic care of chronic low back pain. In: The spine journal: official journal of the North American Spine Society 4 (5), S. 574–583. DOI: 10.1016/j.spinee.2004.02.008. 9. Haas, M. et al. (2004): A randomized clinical trial comparing chiropractic adjustments to muscle relaxants for subacute low back pain. In: Journal of manipulative and physiological therapeutics 27 (6), S. 388–398. DOI: 10.1016/j.jmpt.2004.05.003. 10. Hertzman-Miller, E.L. et al. (2002): Comparing the Satisfaction of Low Back Pain Patients Randomized to Receive Medical or Chiropractic Care. Results From the UCLA Low-Back Pain Study. In: American Journal of Public Health (10), S. 1628–1633. Online verfügbar unter https://www.ncbi.nlm.nih.gov/pmc/articles/PMC1447298/pdf/0921628.pdf, zuletzt geprüft am 19.02.2017. 11. Hurwitz, E.L. et al. (2002): A randomized trial of medical care with and without physical therapy and chiropractic care with and without physical modalities for patients with low back pain. 6-month follow-up outcomes from the UCLA low back pain study. In: Spine 27 (20), S. 2193–2204. DOI: 10.1097/01.BRS.0000029253.40547.84. 12. Hurwitz, E.L. et al. (2002): Second prize: The effectiveness of physical modalities among patients with low back pain randomized to chiropractic care. Findings from the UCLA Low Back Pain Study. In: Journal of manipulative and physiological therapeutics 25 (1), S. 10–20. DOI: 10.1067/mmt.2002.120421. 13. Cherkin, D.C. et al. (1998): A comparison of physical therapy, chiropractic manipulation, and provision of an educational booklet for the treatment of patients with low back pain. In: The New England journal of medicine 339 (15), S. 1021–1029. DOI: 10.1056/NEJM199810083391502. 14. Skargren, E.I. et al. (1998): One-year follow-up comparison of the cost and effectiveness of chiropractic and physiotherapy as primary management for back pain. Subgroup analysi… – PubMed – NCBI. In: Spine 23 (17), S. 1875–1883. Online verfügbar unter https://www.ncbi.nlm.nih.gov/pubmed/9762745, zuletzt geprüft am 19.02.2017. 15. Bronfort, G. et al. (1996): Trunk exercise combined with spinal manipulative or NSAID therapy for chronic low back pain: a randomized, observer-blinded clinical trial. – PubMed – NCBI. In: Journal of manipulative and physiological therapeutics 19 (9), S. 570–582. Online verfügbar unter https://www.ncbi.nlm.nih.gov/pubmed/8976475, zuletzt geprüft am 19.02.2017. 16. Meade, T.W. et al. (1995): Randomized comparison of chiropractic and hospital outpatient management for low back pain: results from extended follow up. – PubMed – NCBI. In: BMJ, S. 349–351. DOI: 10.1136/bmj.311.7001.349.

DKVF 2017, Berlin Kontakt: rainer.thiele@gmx.com

Referenzen

[1]   Goertz, C.M. et al. (2013): Adding chiropractic manipulative therapy to standard medical care for patients with acute low back pain: results of a pragmatic randomized comparative effectiveness study. In: *Spine* 38 (8), S. 627–634. DOI: 10.1097/ BRS.0b013e31827733e7.

[2]   Rubinstein, S.M. et al. (2012): Spinal manipulative therapy for acute low-back pain. In: *The Cochrane database of systematic reviews* (9), CD008880. DOI: 10.1002/ 14651858.CD008880.pub2.

[3]   Rubinstein, S. M. et al. (2011): Spinal manipulative therapy for chronic low-back pain. In: *The Cochrane database of systematic reviews* (2), CD008112. DOI: 10.1002/14651858.CD008112.pub2.

[4]   Bishop, P. B. et al. (2010): The Chiropractic Hospital-based Interventions Research Outcomes (CHIRO) study. A randomized controlled trial on the effectiveness of clinical practice guidelines in the medical and chiropractic management of patients with acute mechanical low back pain. In: *The spine journal: official journal of the North American Spine Society* 10 (12), S. 1055–1064. DOI: 10.1016/j.spinee.2010.08.019.

[5]   Hondras, M.A. et al. (2009): A randomized controlled trial comparing 2 types of spinal manipulation and minimal conservative medical care for adults 55 years and older with subacute or chronic low back pain. In: *Journal of manipulative and physiological therapeutics* 32 (5), S. 330–343. DOI: 10.1016/j.jmpt.2009.04.012.

[6]   Wilkey, A. et al. (2008): A comparison between chiropractic management and pain clinic management for chronic low-back pain in a national health service outpatient clinic. In: *Journal of alternative and complementary medicine (New York, N.Y.)* 14 (5), S. 465–473. DOI: 10.1089/acm.2007.0796.

[7]   Hurwitz, E.L. et al. (2006): A randomized trial of chiropractic and medical care for patients with low back pain: eighteen-month follow-up outcomes from the UCLA low back pain study. In: *Spine* 31 (6), 611-21; discussion 622. DOI: 10.1097/01.brs. 0000202559.41193.b2.

[8]   Haas, M. et al. (2004): Dose-response for chiropractic care of chronic low back pain. In: *The spine journal: official journal of the North American Spine Society* 4 (5), S. 574–583. DOI: 10.1016/j.spinee.2004.02.008.

[9]   Hoiriis, K.T. et al. (2004): A randomized clinical trial comparing chiropractic adjustments to muscle relaxants for subacute low back pain. In: *Journal of manipulative and physiological therapeutics* 27 (6), S. 388–398. DOI: 10.1016/j.jmpt. 2004.05.003.

[10] Hetzmann-Miller, E.L. et al. (2002): Comparing the Satisfaction of Low Back Pain Patients Randomized to Receive Medical or Chiropractic Care: Results From the UCLA Low-Back Pain Study. In: *American Journal of Public Health* (10), S. 1628–1633. Online verfügbar unter https://www.ncbi.nlm.nih.gov/pmc/articles/PMC 1447298/pdf/0921628.pdf, zuletzt geprüft am 19.02.2017.

[11] Hurwitz, E. L. et al. (2002): A randomized trial of medical care with and without physical therapy and chiropractic care with and without physical modalities for patients with low back pain. 6-month follow-up outcomes from the UCLA low back pain study. In: *Spine* 27 (20), S. 2193–2204. DOI: 10.1097/01.BRS. 0000029253.40547.84.

[12] Hurwitz, E.L. et al. (2002): Second prize The effectiveness of physical modalities among patients with low back pain randomized to chiropractic care. Findings from the UCLA Low Back Pain Study. In: *Journal of manipulative and physiological therapeutics* 25 (1), S. 10–20. DOI: 10.1067/mmt.2002.120421.

[13] Cherkin, D.C. et al. (1998): A comparison of physical therapy, chiropractic manipulation, and provision of an educational booklet for the treatment of patients with low back pain. In: *The New England journal of medicine* 339 (15), S. 1021–1029. DOI: 10.1056/NEJM199810083391502.

[14] Skargren, E.L. et al. (1998): One-year follow-up comparison of the cost and effectiveness of chiropractic and physiotherapy as primary management for back pain. Subgroup analysi… - PubMed - NCBI. In: *Spine* 23 (17), S. 1875–1883. Online verfügbar unter https://www.ncbi.nlm.nih.gov/pubmed/9762745, zuletzt geprüft am 19.02.2017.

[15] Bronfort, G. et al. (1996): Trunk exercise combined with spinal manipulative or NSAID therapy for chronic low back pain: a randomized, observer-blinded clinical trial. - PubMed - NCBI. In: *Journal of manipulative and physiological therapeutics* 19 (9), S. 570–582. Online verfügbar unter https://www.ncbi.nlm.nih.gov/pubmed/8976475, zuletzt geprüft am 19.02.2017.

[16] Meade, T.W. et al. (1995): Randomized comparison of chiropractic and hospital outpatient management for low back pain: results from extended follow up. - PubMed - NCBI. In: *BMJ*, S. 349–351. DOI: 10.1136/bmj.311.7001.349.

4 Gesamtdiskussion

Die Ergebnisse der Untersuchung zeigten deutlich mehrheitliche Verbesserungen durch chiropraktische Behandlungen. Kombinationstherapien wie Chiropraktik in Kombination mit Massagen und Chiropraktik und Physiotherapie sowie alleinige Anwendung von Physiotherapie lieferten ebenfalls sehr gute Resultate. Abschließend ist zu sagen, dass von 35 der bewerteten Ergebnisse 19 im Therapievergleich und bei Endpunktverbesserungen beste Resultate durch chiropraktische Behandlungen zeigten. Neun-mal zeigten die Resultate keine Unterschiede zwischen der Interventions- und Kontrollgruppe. Das entspricht mit 26 % knapp einem Drittel. Vier beste Ergebnisse kamen durch Physiotherapie und drei durch Kombinationstherapie mit Chiropraktik und Physiotherapie zustande. Die Resultate zwischen den Gruppen zeigten meist nur geringe Unterschiede (siehe Abb. 4).

Frühere Übersichtsarbeiten [28, 37, 51–53] kamen zu ähnlichen Resultaten. Auch wurden methodischen Schwächen der Studien, wie in dieser Arbeit, bemängelt. Interessant ist, dass fünf neuere Studien ohne frühere Auswertung berücksichtigt wurden. Weiterhin wurde der Fokus bei den Interventionsgruppen ausnahmslos auf chiropraktische Behandlungen gelegt. Somit vermittelt diese Arbeit den neuesten wissenschaftlichen Stand.

Die klinische Implikation liegt darin, dass bei chiropraktischen Behandlungen, ossäre Fehlstellungen und damit verbundenen Muskelschmerzen durch fachgerechte, zielgerichtete Justierungen sehr schnell Linderung erfahren.

Für zukünftige Forschung sollten methodische Schwächen der Studien verbessert werden. Teilnehmerzahlen sollten erhöht werden, um die Aussagekraft der Studien zu steigern. Eingangsuntersuchungen mit ursächlich-chiropraktischer Diagnostik, wie beispielsweise Beckenschiefstand, müssen berücksichtigt werden, um nachhaltige Ergebnisse in der Behandlung zu erzielen. Folgend können primäre Endpunkte wie Remission oder Rezidive als Endpunkte verwendet werden und somit die klinische Relevanz deutlicher nachgewiesen werden. Interventionsgruppen sollten reine chiropraktische Behandlungen ausführen – ohne Kombinationstherapien und Einnahme von Schmerzmitteln, um Performance Bias zu vermeiden. Ferner sind die Follow-up-Zeiten mit durchschnittlich zwölf Wochen zu gering. Hier kommen Zeiträume bis zu einem Jahr infrage, um die Nachhaltigkeit der Therapie besser beurteilen zu können.

© Springer Fachmedien Wiesbaden GmbH, ein Teil von Springer Nature 2018
R. Thiele, *Chiropraktische Behandlung bei Kopf- und unteren Rückenschmerzen*, https://doi.org/10.1007/978-3-658-21911-6_4

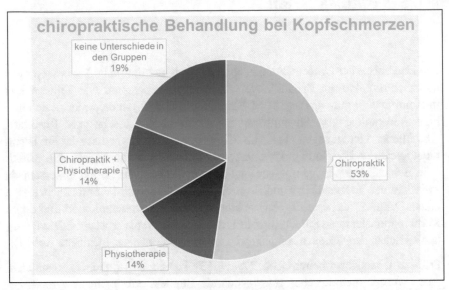

Abbildung 2:   Bei 21 Ergebnisse, die erfolgreichsten Therapieformen von chiropraktischer Behandlung bei Kopfschmerzen

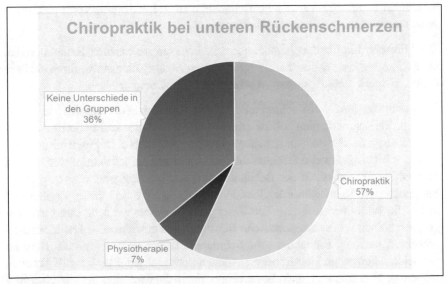

Abbildung 3:   Bei 14 Ergebnisse, die erfolgreichsten Therapieformen von chiropraktischer Behandlung bei unteren Rückenschmerzen

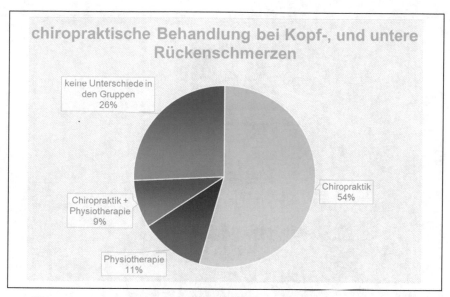

Abbildung 4:   Bei 35 Ergebnisse zu beiden Symptomen, die erfolgreichsten Therapieformen.

In Anlehnung an die Ergebnisse der Übersichtsarbeit muss die Forschungsfrage
wie folgt beantwortet werden: Chiropraktische Behandlung bei Kopf- und unteren Rückenschmerzen ist keine klinisch relevante, nachhaltige Behandlung und
somit keine Standardtherapie.

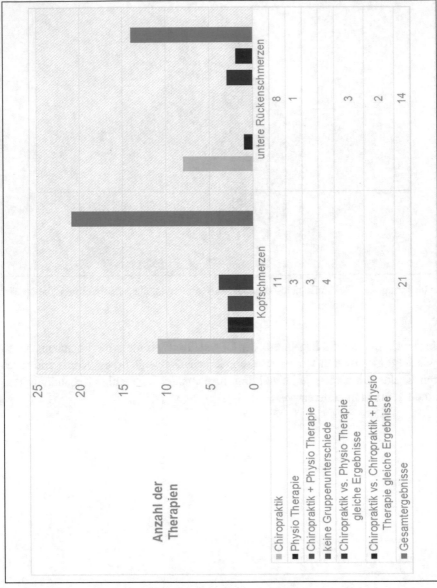

Abbildung 5:   Therapien die optimale Verbesserungen bei den jeweiligen Symptomen
erzielten.

5 Literaturverzeichnis

[1] ACA: American Chiropractic Association. Hg. v. American Chiropractic Association. 1701 Clarendon Blvd., Suite 200. Arlington. Online verfügbar unter https://www.acatoday.org/...Chiropractic/What-is-Chiropractic.

[2] International Headache Society (2013): The International Classification of Headache Disorders, 3rd edition (beta version). In: *Cephalalgia: an international journal of headache* 33 (9), S. 629–808. DOI: 10.1177/0333102413485658.

[3] Bronfort, G., et al. (2001): Efficacy of Spinal Manipulation for Chronic Headache: A Systematic Review. In: *Journal of manipulative and physiological therapeutics* (7), S. 457–466.

[4] Evers, S. (2001): Kopfschmerzen-epidemiologische und gesundheitsökonomische Aspekte. In: *Manuelle Medizin* (39), S. 290–293.

[5] Wuttke, C., et al. (2013): Manualtherapeutische Interventionen bei Kopfschmerzerkrankungen. In: *Manuelle Therapie* (17), S. 88–93. DOI: 10.1055/s-0033-1346994.

[6] Manzoni, G.C. u. Stovner, L.J. (2010): Epidemiology of headache. In: Manzoni, G.C. u. Stovner, L.J. (Hg.): Handbook of Clinical Neurology. Headache, Bd. 97: Elsevier B,V. (Handbook of Clinical Neurology), S. 3–22.

[7] Astin, J.A. u. Ernst, E. (2002): The effectiveness of spinal manipulation for the treatment of headache disorders: A systematic review of randomized clinical trails. In: *Cephalalgia*, S. 617–623.

[8] Fernandez-de-las-Penas, C., et al. (2006): Are Manual Therapies Effective in Reducing Pain From Tension-Type Headache? A Systematic Review. In: *Clin Journal of Pain* (22), S. 278–285. DOI: 10.1097/01.ajp.0000173017.64741.86.

[9] Obermann, M., et al. (2013): Neues zu Kopfschmerzen 2013 - ein Update. In: *Aktuelle Neurologie* 40 (07), S. 393–399. DOI: 10.1055/s-0033-1345195.

[10] Haas, M. et al. (2016): Spinal rehabilitative exercise or manual treatment fpr the prevention of cervicogenic headache in adults. Systematic Reviews, S. 1–16. DOI: 10.1002/14651858.CD011848.

[11] Vernon, H. et al. (1999): Systematic review of randomized clinical trials of complementary/alternative therapies in the treatment of tension-type and cervicogenic headache. In: *Complementary Therapies in Medicine* 7 (3), S. 142–155. DOI: 10.1016/S0965-2299(99)80122-8.

[12] Goertz, C.M. et al. (2013): Adding chiropractic manipulative therapy to standard medical care for patients with acute low back pain: results of a pragmatic random-

© Springer Fachmedien Wiesbaden GmbH, ein Teil von Springer Nature 2018
R. Thiele, *Chiropraktische Behandlung bei Kopf- und unteren Rückenschmerzen*, https://doi.org/10.1007/978-3-658-21911-6

ized comparative effectiveness study. In: *Spine* 38 (8), S. 627–634. DOI: 10.1097/ BRS.0b013e31827733e7.

[13] Hurwitz, E. L. et al. (2002): A randomized trial of medical care with and without physical therapy and chiropractic care with and without physical modalities for patients with low back pain: 6-month follow-up outcomes from the UCLA low back pain study. In: *Spine* 27 (20), S. 2193–2204. DOI: 10.1097/01.BRS. 0000029253.40547.84.

[14] Hurwitz, E.L. et al. (2002): Second prize The effectiveness of physical modalities among patients with low back pain randomized to chiropractic care. Findings from the UCLA Low Back Pain Study. In: *Journal of manipulative and physiological therapeutics* 25 (1), S. 10–20. DOI: 10.1067/mmt.2002.120421.

[15] Bishop, P. B. et al. (2010): The Chiropractic Hospital-based Interventions Research Outcomes (CHIRO) study: A randomized controlled trial on the effectiveness of clinical practice guidelines in the medical and chiropractic management of patients with acute mechanical low back pain. In: *The spine journal: official journal of the North American Spine Society* 10 (12), S. 1055–1064. DOI: 10.1016/j.spinee. 2010.08.019.

[16] Bronfort G. et al. (1996): Trunk exercise combined with spinal manipulative or NSAID therapy for chronic low back pain: A randomized, observer-blinded clinical trial. - PubMed - NCBI. Online verfügbar unter https://www.ncbi.nlm.nih.gov/ pubmed/8976475.

[17] Hetzmann-Miller, R. P. et al. (2002): Comparing the Satisfaction of Low Back Pain Patients Randomized to Receive Medical or Chiropractic Care: Results From the UCLA Low-Back Pain Study, S. 1628–1633. Online verfügbar unter https://www. ncbi.nlm.nih.gov/pmc/articles/PMC1447298/pdf/0921628.pdf.

[18] Hoiriis, K. T. et al. (2004): A randomized clinical trial comparing chiropractic adjustments to muscle relaxants for subacute low back pain. In: *Journal of manipulative and physiological therapeutics* 27 (6), S. 388–398. DOI: 10.1016/j. jmpt.2004.05.003.

[19] Hondras, M.A. et al. (2009): A randomized controlled trial comparing 2 types of spinal manipulation and minimal conservative medical care for adults 55 years and older with subacute or chronic low back pain. In: *Journal of manipulative and physiological therapeutics* 32 (5), S. 330–343. DOI: 10.1016/j.jmpt.2009.04.012.

[20] Meade, T. W. et al. (1995): Randomized comparison of chiropractic and hospital outpatient management for low back pain: results from extended follow up. - PubMed - NCBI. Online verfügbar unter https://www.ncbi.nlm.nih.gov/pubmed/ 7640538.

[21] Wilkey, A. et al. (2008): A comparison between chiropractic management and pain clinic management for chronic low-back pain in a National Health Service outpatient

clinic. In: *Journal of alternative and complementary medicine (New York, N.Y.)* 14 (5), S. 465–473. DOI: 10.1089/acm.2007.0796.

[22] Biondi, D. M. (2005): Physical treatments for headache: A structured review. In: *Headache* 45 (6), S. 738–746. DOI: 10.1111/j.1526-4610.2005.05141.x.

[23] Bryans, R., et al. (2011): Evidence-based guidelines for the chiropractic treatment of adults with headache. In: *Journal of manipulative and physiological therapeutics* 34 (5), S. 274–289. DOI: 10.1016/j.jmpt.2011.04.008.

[24] Chaibi, A. u. Russell, M.B. (2014): Manual therapies for primary chronic headaches: A systematic review of randomized controlled trials. In: *The journal of headache and pain* 15, S. 1–8. DOI: 10.1186/1129-2377-15-67.

[25] Chaibi, A., et al. (2011): Manual therapies for migraine: A systematic review. In: *The journal of headache and pain* 12 (2), S. 127–133. DOI: 10.1007/s10194-011-0296-6.

[26] Chaibi, A., u. Russell, M.B. (2012): Manual therapies for cervicogenic headache: A systematic review. In: *The journal of headache and pain* 13 (5), S. 351–359. DOI: 10.1007/s10194-012-0436-7.

[27] Fernandez-de-las-Penas, C., et al. (2005): Spinal Manipulative Therapy in the Management of Cervicogenic Headache. Clinical Notes. In: *Headache*, S. 1260–1263.

[28] Fernandez-de-las-Penas, C. et al. (2006): Methodological Quality of Randomized Controlled Trials of Spinal Manipulation and Mobilization in Tension-Type Headache, Migraine, and Cervicogenic Headache. In: *J Orthop Sports Phys Ther. DOI:* 10.2519/jospt.2006.2126.

[29] Lenssinck, M.-L. B., et al. (2004): The effectiveness of physiotherapy and manipulation in patients with tension-type headache: A systematic review. In: *Pain* 112 (3), S. 381–388. DOI: 10.1016/j.pain.2004.09.026.

[30] Posadzki, P. u. Ernst, E. (2011): Spinal manipulations for the treatment of migraine: A systematic review of randomized clinical trials. In: *Cephalalgia : an international journal of headache* 31 (8), S. 964–970. DOI: 10.1177/0333102411405226.

[31] Posadzki, P. und Ernst, E. (2011): Spinal manipulations for cervicogenic headaches: A systematic review of randomized clinical trials. In: *Headache* 51 (7), S. 1132–1139. DOI: 10.1111/j.1526-4610.2011.01932.x.

[32] Vernon, H., et al. (2011): Systematic review of clinical trials of cervical manipulation: control group procedures and pain outcomes. In: *Chiropractic & manual therapies* 19 (1), S. 1–12. DOI: 10.1186/2045-709X-19-3.

[33] Boline, P.D., et.al (1995): Spinal Manipulation vs. Amitriptyline for the Treatment of Chronic Tension-type Headaches: A Randomized Clinical Trail. In: *Journal of manipulative and physiological therapeutics* 18 (3), S. 148–154.

[34] Bove, G. u. Nilsson, N. (1998): Spinal Manipulation in the Treatment of Episodic Tension-Type Headache. In: *JAMA* 280 (18), S. 1576–1579. DOI: 10.1001/jama. 280.18.1576.

[35] Castien, R.F., et al. (2009): Effectiveness of manual therapy compared to usual care by the general practitioner for chronic tension-type headache: design of a randomized clinical trial. In: *BMC musculoskeletal disorders* 10, S. 21. DOI: 10.1186/1471-2474-10-21.

[36] Castien, R.F., et al. (2012): Clinical variables associated with recovery in patients with chronic tension-type headache after treatment with manual therapy. In: *Pain* 153 (4), S. 893–899. DOI: 10.1016/j.pain.2012.01.017.

[37] Espi-Lopez, G.V. u. Gómez-Conesa, A. (2014): Efficacy of manual and manipulative therapy in the perception of pain and cervical motion in patients with tension-type headache: A randomized, controlled clinical trial. In: *Journal of chiropractic medicine* 13 (1), S. 4–13. DOI: 10.1016/j.jcm.2014.01.004.

[38] Haas, M. et al. (2004): Dose response for chiropractic care of chronic cervicogenic headache and associated neck pain: A randomized pilot study. In: *Journal of manipulative and physiological therapeutics* 27 (9), S. 547–553. DOI: 10.1016/j.jmpt. 2004.10.007.

[39] Haas, M. et al. (2010): A preliminary path analysis of expectancy and patient-provider encounter in an open-label randomized controlled trial of spinal manipulation for cervicogenic headache. In: *Journal of manipulative and physiological therapeutics* 33 (1), S. 5–13. DOI: 10.1016/j.jmpt.2009.11.007.

[40] Haas, M. et al. (2010): Dose response and efficacy of spinal manipulation for chronic cervicogenic headache: A pilot randomized controlled trial. In: *The spine journal: official journal of the North American Spine Society* 10 (2), S. 1–26. DOI: 10.1016/j.spinee.2009.09.002.

[41] Jull, G., et al. (2002): A Randomized Controlled Trial of Exercise and Manipulative Therapy for Cervicogenic Headache. In: *Spine* 27 (17), S. 1835–1843. DOI: 10.1097/00007632-200209010-00004.

[42] Nilsson, N., et.al. (1997): The Effect of Spinal Manipulation in the Treatment of Cervicogenic Headache. In: *Journal of manipulative and physiological therapeutics* (5), S. 326–330.

[43] Tuchin, P.J., et al. (2000): A randomized controlled trial of chiropractic spinal manipulative therapy for migraine. In: *Journal of manipulative and physiological therapeutics* 23 (2), S. 91–95. DOI: 10.1016/S0161-4754(00)90073-3.

[44] Vernon, H., et al. (2015): A Randomized Pragmatic Clinical Trial of Chiropractic Care for Headaches with and without a Self-Acupressure Pillow. In: *Journal of manipulative and physiological therapeutics* 38 (9), S. 637–643. DOI: 10.1016/j. jmpt.2015.10.002.

[45] Hegenscheidt, S. et al. (2010): PEDro Skala - Deutsch. Hinweise zur Handhabung der PEDro Skala, S. 1–2.

[46] Felsenberg, D. et al. (2008): Leitlinie Physiotherapie und Bewegungstherapie bei Osteoporose. PEDro Skala. Charite` Berlin. In: *Leitlinie*, S. 1–87.

[47] Cherkin D.C. et al. (1998): A comparison of physical therapy, chiropractic manipulation, and provision of an educational booklet for the treatment of patients with low back pain. In: *The New England journal of medicine* 339 (15), S. 1021–1029. DOI: 10.1056/NEJM199810083391502.

[48] Haas, M. et al. (2004): Dose-response for chiropractic care of chronic low back pain. In: *The spine journal: official journal of the North American Spine Society* 4 (5), S. 574–583. DOI: 10.1016/j.spinee.2004.02.008.

[49] Hurwitz, E.L. et al. (2006): A randomized trial of chiropractic and medical care for patients with low back pain: eighteen-month follow-up outcomes from the UCLA low back pain study. In: *Spine* 31 (6), 611-21; discussion 622. DOI: 10.1097/ 01.brs.0000202559.41193.b2.

[50] Skargren, E.L. et al. (1998): One-year follow-up comparison of the cost and effectiveness of chiropractic and physiotherapy as primary management for back pain. Subgroup analysi... - PubMed - NCBI. Online verfügbar unter https://www.ncbi. nlm.nih.gov/pubmed/9762745.

[51] Rubinstein, S. M. et al. (2011): Spinal manipulative therapy for chronic low-back pain. In: *The Cochrane database of systematic reviews* (2), CD008112. DOI: 10.1002/14651858.CD008112.pub2.

[52] Rubinstein, S. M. et al. (2012): Spinal manipulative therapy for acute low-back pain. In: *The Cochrane database of systematic reviews* (9), CD008880. DOI: 10.1002/14651858.CD008880.pub2.

[53] Gross, A. et al. 2015. Manipulation and mobilisation for neck pain contrasted against an inactive control or another active treatment. *The Cochrane database of systematic reviews* (9), 1-238.

[54] Springer Medizin 2017. *Manuelle Medizin - Springer*. Heidelberg. URL: https://link.springer.com/journal/337.

[55] ZB MED – Informationszentrum Lebenswissenschaften 2016. *GMS | Über GMS. Germain Medical Science*. URL: http://www.egms.de/static/de/about.htm.

Printed in the United States
By Bookmasters